W0229306

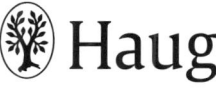

Kinderkonstitutionstypen in der Homöopathie

Von Douglas M. Borland, M.B., Ch.B.

Aus dem Englischen übersetzt von
Dr. med. Christian Lucae

Mit einem Repertorium von
Dr. med. W. Wedepohl

4., völlig neubearbeitete Auflage

Karl F. Haug Verlag · Stuttgart

Die Deutsche Bibliothek – CIP-Einheitsaufnahme

Ein Titelsatz für diese Publikation ist bei
Der Deutschen Bibliothek erhältlich.

Titel der englischen Originalausgabe:
Children´s Types
© für die englische Originalausgabe: The British Homoeopathic
   Association. London, Großbritannien

1. Auflage 1961 – 3. Auflage 1988
unveränderter Nachdruck der 4. Auflage
© 2002 Karl F. Haug Verlag in
   MVS Medizinverlage Stuttgart GmbH & Co. KG

Das Werk ist urheberrechtlich geschützt. Nachdruck, Übersetzung, Entnahme von Abbildungen, Wiedergabe auf fotomechanischem oder ähnlichem Wege, Speicherung in DV-Systemen oder auf elekronischen Datenträgern sowie die Bereitstellung der Inhalte im Internet oder anderen Kommunikationsdiensten ist ohne vorherige schriftliche Genehmigung des Verlages auch bei nur auszugsweiser Verwertung strafbar.

Die Ratschläge und Empfehlungen dieses Buches wurden von Autor und Verlag nach bestem Wissen und Gewissen erarbeitet und sorgfältig geprüft. Dennoch kann eine Garantie nicht übernommen werden. Eine Haftung des Autors, des Verlages oder seiner Beauftragten für Personen-, Sach-, oder Vermögensschäden ist ausgeschlossen.

ISBN 3-8304-7058-4

Umschlaggestaltung: Thieme Marketing, Stuttgart
Umschlagfoto: Mag. Beatrix Tatschl
Innengestaltung und Satz: Mitterweger & Partner Kommunikationsgesellschaft mbH, 68723 Plankstadt
Druck: Laub GmbH & Co., 74832 Elztal-Dallau

Inhalt

Vorwort

Die Kinderheilkunde war schon immer ein dankbares Betäti-
gungsfeld für die Homöopathie. Kinder sind der Anamnese
leicht zugänglich, verstellen sich selten und sprechen in der
Regel gut auf eine homöopathische Therapie an. Der Begriff
der Konstitution spielt dabei eine wichtige Rolle. Neben
Arzneimittellehre und Repertorium sind für zuverlässige,
homöopathische Verschreibungen bei Kindern ebenso Bücher
wichtig, welche die konstitutionellen Merkmale der homöopathischen Arzneien anschaulich zusammenfassen. Einer, der
diese Notwendigkeit bereits früh erkannte, war der schottische
Arzt Douglas M. Borland, der 1939 sein Werk „Children's
Types" veröffentlichte.

Douglas Morris Borland (1885-1960) Sohn eines Rechts-
anwaltes, studierte in Glasgow und schloss 1909 mit den
Titeln „Bachelor of Medicine" (M.B.) und „Bachelor of Sur-
gery" (Ch.B.) ab. Nach einer kurzen Zeit in der Allgemein-
medizin in Clapton erhielt er 1913 eine Anstellung am „London Homoeopathic Hospital". Mit Hilfe eines Stipendiums
konnte Borland am „Hering Medical College" in Chicago
unter der Anleitung von James Tyler Kent die Homöopathie
genauer studieren. Bei seiner Rückkehr nach London führte er
die bisher in England noch ungebräuchlichen Hochpotenzen
im Krankenhaus ein. Als leitender Arzt war er vor allem in der
Kinderabteilung tätig. Seine langjährige Kollegin Margery
Blackie beschreibt ihn als einen „geborenen Arzt", der sich
durch seine sehr ruhige, besonnene Art und hervorragende
Arzneimittelkenntnisse auszeichnete.[1] Ebenso wurde er als
Lehrer geschätzt. In seinen Vorträgen über Homöopathie legte
er besonderen Wert auf klinische Erfahrungen und die praktische Anwendung der Arzneimittel.[2] Im Zweiten Weltkrieg

---

[1] Blackie, Margery G.: Dr. Douglas M. Borland. British Homoeopathic Journal 50 (1961), S. 133.
[2] Bodman, F. H.: Dr. Douglas M. Borland. British Homoeopathic Journal 50 (1961), S. 134.

übernahm er die Leitung des Krankenhauses, mit Kriegsende legte er seine aktive Tätigkeit gänzlich nieder. Borland veröffentlichte neben den „Children's Types" (1939) zahlreiche Werke, darunter „Pneumonias" (1939), „Influenzas" (1939), „Digestive Drugs" (1940), „Some Emergencies of General Practice" (1946) und „Homoeopathy for Mother and Infant" (1950).[3] Kathleen G. Priestman, die Borland noch persönlich bei seinen Vorlesungen erlebt hatte, trug unveröffentlicht gebliebene Mitschriften in einem Sammelband zusammen, der 1982 als „Homoepathy in Practice" erschien und inzwischen auch in deutscher Übersetzung vorliegt.[4]

Das vorliegende Werk mit dem englischen Originaltitel „Children's Types" wurde bereits 1961 von Heinz Zulla ins Deutsche übertragen und unter dem Titel „Kindertypen" mit einem dazugehörigen Repertorium veröffentlicht.[5] Zullas zahlreiche Auslassungen und seine sehr freie Übertragung und Interpretation des englischen Textes machten nun eine Neuübersetzung notwendig.

Der Titel wurde in „Kinderkonstitutionstypen" geändert, da diese Nomenklatur die unschöne Beschreibung von Patienten als „Typen" etwas entschärft und zudem den zentralen Begriff der Konstitution bereits im Titel sichtbar macht. Ebenso wurde im Haupttext vermieden, von „Typen" zu sprechen. In Anlehnung an die Version Zullas wurden beispielsweise „Calcarea-Typen" durch „Calcarea-Kinder" ersetzt.

Das der deutschen Ausgabe von 1961 angegliederte Repertorium von W. Wedepohl wurde weitestgehend unverändert übernommen. Da dieses Symptomenregister nicht auf

---

[3] Winston, Julian: The Faces of Homoeopathy. An Illustrated History of the First 200 Years. Tawa: Great Auk Publishing 1999, S. 207.

[4] Borland, Douglas: Homöopathie in der Alltagspraxis. Ein Kursbuch zur ärztlichen Fortbildung. Übersetzt und herausgegeben von Dr. med. Will Klunker. Stuttgart: Sonntag 1992.

[5] Borland, D. M.: Kindertypen. Freie Übertragung und Bearbeitung nach Borlands „Children's Types" von Dr. med. Heinz Zulla. Mit einem Repertorium von Dr. med. W. Wedepohl. 3. Aufl. Heidelberg: Arkana-Verlag 1988.

dem englischen Original, sondern auf der ersten, deutschen Übersetzung von 1961 beruht, mögen manche Begriffe heute altmodisch klingen. Da das Repertorium aber kein exaktes „Spiegelbild" des Haupttextes darstellt, sondern sowohl zahlreiche, eigene Ergänzungen Wedepohls enthält als auch viele Symptome des Textes von Borland auslässt, wurde es als eigenständiges Werk in seiner ursprünglichen Form belassen. Lediglich kleine Übersetzungsfehler wurden korrigiert.

Die Schreibweise der Arzneimittel und deren Abkürzungen wurde an die aktuellen Standards angepasst und folgen den Indices der neu übersetzten Arzneimittellehre von Boericke.[6]

Wenn im Text von „Kent" die Rede ist, wird auf den amerikanischen Homöopathen James Tyler Kent (1849–1916) Bezug genommen, bei dem Borland – wie oben erwähnt – einige Zeit studiert hatte. In diesem Zusammenhang sind auch die Dosierungsangaben Borlands zu erwähnen, die er von Kent übernahm. Ab der 200. Potenz wird im Text allgemein von „Hochpotenzen" gesprochen, die Angaben der höheren Potenzen werden abgekürzt. So finden sich beispielsweise bei Tuberculinum die Angaben „1M" (1.000), „10M" (10.000), „50M" (50.000) und „CM" (100.000). Ebenso können die Angaben zur Gabenwiederholung von den heute – zumindest im deutschsprachigen Raum vorherrschenden – allgemeinen Empfehlungen abweichen.

An dieser Stelle möchte ich besonders Frau Dr. med. Sigrid Kruse, München, für ihre große Mühe beim Korrekturlesen der Übersetzung danken. Weiterer Dank geht an Frau

---

[6] Boericke, William: Handbuch der homöopathischen Materia medica. Aus dem Amerikanischen übertragen und bearbeitet von Danie Johannes Eeha, Reinhard Hickmann und Karl-Friedrich Scheible. Heidelberg: Karl F. Haug Verlag 1992.

Enid Segall, London, für wichtige Literaturhinweise und an Frau Gabriele Müller vom Karl F. Haug Verlag für die stets freundliche und kompetente Unterstützung.

Wenn auch die Idee der Beschreibung von Kinderkonstitutionstypen mittlerweile von einigen modernen Autoren übernommen worden ist, so nimmt das grundlegende, sehr prägnant verfasste und weit verbreitete Werk Borlands inzwischen einen Platz unter den „Klassikern" der homöopathischen Literatur ein und kann auch dem heutigen Leser zahlreiche, wertvolle Hinweise für die tägliche Praxis vermitteln.

München, im Januar 2000   Christian Lucae

Die Kinderkonstitutionstypen

Ein häufig bei Kindern vorkommender Konstitutionstyp ist *Calcarea*, gewöhnlich *Calcarea carbonica*. Gelegentlich passen aber *Calcarea phosphorica* oder *Calcarea silicata* besser zum individuellen Fall. In der Folge sollten auch *Phosphorus* und *Silicea* in Erwägung gezogen werden. Es ist sinnvoll, die hervorstechenden Merkmale dieser und der folgenden Arzneien zu kennen.

In Verbindung mit dem *Silicea*-Konstitutionstyp sollte man auch *Sanicula aqua* und *Aethusa* in Betracht ziehen. Etwas weiter entfernt vom reinen *Calcarea*-Konstitutionstyp liegt *Lycopodium*, gefolgt von *Causticum*.

Abgesehen von den erwähnten Arzneimitteln sollte man immer eine Gabe *Tuberculinum* erwägen, wenn Kinder der ersten Gruppe behandelt werden.

In der zweiten Gruppe – mit *Baryta carbonica* als führender Arznei – muss als nächstes *Borax* berücksichtigt werden, das dem gleichen Kinderkonstitutionstyp mit ähnlichen Indikationen entspricht. Darauf folgt *Natrum muriaticum*, welches wiederum an *Sepia* denken lässt.

Dies führt zu Arzneimitteln der „Depression". Hier sollte eines der Goldsalze in Betracht gezogen werden, entweder *Aurum metallicum* oder *Aurum muriaticum*. Wenn es sich um einen trägen Geist oder eine träge Veranlagung handelt, gibt es immer die Möglichkeit, dass *Carbo vegetabilis* angezeigt ist.

Die dritte Gruppe – mit *Graphites* als führender Arznei – führt zur Betrachtung von *Capsicum*. Falls es sich um Hautprobleme handelt, muss *Psorinum* in Erwägung gezogen werden. Außerdem sollte bei der Behandlung von Kindern, die deutliche Hauterscheinungen zeigen, an *Antimonium crudum* gedacht werden. Schließlich sollte man sich, obwohl es nicht wirklich dem Arzneimittelbild von *Graphites* entspricht, an *Petroleum* erinnern.

In der vierten Gruppe – mit *Pulsatilla* als führender Arznei – gibt es ebenfalls eine Anzahl in Frage kommender Arzneimittel. Nach *Pulsatilla* ist *Kali sulphuricum* die erste Möglichkeit, und wie bei jeder Schwefelverbindung ist es notwendig zu überlegen, ob der Fall einem *Sulphur*-Konstitutionstyp entsprechen könnte.

Wenn die geistigen Eigenschaften denjenigen von *Pulsatilla* sehr ähnlich sind, muss man *Thuja* in Erwägung ziehen, und sobald man an die *Pulsatilla-Thuja*-Gruppe denkt, trifft man in der Folge auf *Silicea*.

Silicea wiederum lässt an *Fluoricum acidum* denken. Wenn man es mit heißblütigen Patienten zu tun hat, sollte man *Bromium* und *Iodium* in Betracht ziehen. Von *Iodium* mit seiner Abmagerung und seinem Hunger ausgehend, kann man fortschreiten und überlegen, ob *Abrotanum* angezeigt ist.

In der fünften und letzten Gruppe – der Gruppe der „nervösen" Arzneimittel – führt *Arsenicum* mit seinen furchtbaren Ängsten die Liste an. Entsetzen lässt auch an *Stramonium* denken. Es folgt der Konstitutionstyp mit überempfindlichem Nervensystem, und man denkt an *Chamomilla*, dann an *Cina*, welches noch etwas heftiger ist.

Die eigentümlichen Verdauungsstörungen von *Cina* lassen an *Magnesia carbonica* denken. Auf den rein nervösen Konstitutionstyp zurückkommend, zieht man *Ignatia* in Betracht. Bei diesem nervösen, ruhelosen, zappeligen Konstitutionstyp gibt es immer die Möglichkeit, dass *Zincum* angezeigt ist.

Die vorhergehenden Ausführungen stellen einen kurzen Überblick der verschiedenen Gruppen dar, welche nun detaillierter betrachtet werden sollen.

1. Gruppe („dick, blond, fröstelig, lethargisch")

Calcarea carbonica

Diese Kinder sind typischerweise weich, zu dick, blond, fröstelig und lethargisch. Häufig sehen sie überraschend gesund aus, aber dennoch besitzen sie weder viel geistige noch körperliche Energie. In frühen Jahren sind sie oft übergewichtig, und man findet, obwohl sie bei der Untersuchung sehr gesund erscheinen, eher weiches Fett als Muskeln.

Es besteht eine Neigung zu Rachitis mit verdickten Epiphysen, großem Kopf, langsamem Schluss der Fontanellen und zu starken Schweißen. Die Kinder sind fröstelig, dennoch kann ihnen bei der geringsten Bewegung sehr heiß werden. Sie schwitzen nachts und stecken sehr oft die Füße unter der Bettdecke heraus. Dieses Charakteristikum ist also nicht nur bei *Sulphur* zu finden.

Es gibt etwas ältere Kinder mit ähnlichem Konstitutionstyp. Sie erscheinen völlig gesund, sehen wohlgenährt aus, sind aber geistig und körperlich träge. Sie sind langsam in der Schule, langsam beim Sport, verstauchen sich leicht die Knöchel, haben schwache Muskeln, schwitzen bei Anstrengung und erkälten sich ständig von neuem.

Sie haben vergrößerte Mandeln, vergrößerte Halslymphknoten und einen dicken Bauch. Es mangelt ihnen an Widerstandskraft, sie lassen sich leicht erschrecken und zeigen keine Initiative. Sie sind vollkommen zufrieden wenn sie herumsitzen und wenig oder gar nichts tun. Sehr häufig sind sie besonders empfindlich und vertragen es nicht, wenn über sie gelacht wird.

Sie sind unbeholfen in ihren Bewegungen und schlecht im Sport. Dies führt dazu, dass sie sich in sich selbst zurückziehen. Anstatt durchzuhalten und leistungsfähig zu werden, legen sie die Hände in den Schoß und geben den Wettkampf ganz auf, da sie es hassen, verspottet oder ausgelacht zu werden.

Genauso geht es ihnen mit der Arbeit. Sehr häufig haben sie Schwierigkeiten mit dem einen oder anderen Fach in der Schule. Sie werden sich in diesem Fach nicht bemühen, sondern einfach nur aufgeben. Falls sie sich ihrer selbst nicht sicher sind, wird nichts sie jemals dazu bewegen, in der Klasse Fragen zu beantworten, weil sie fürchten, unrecht zu haben und ausgelacht zu werden.

In der frühen Kindheit neigen diese *Calcarea-carbonica*-Kinder fast immer zu Durchfall. Gewöhnlich sind die Stühle blass, ihnen fehlt offensichtlich Gallenfarbstoff.

Es gibt zwei oder drei herausragende, sonderbare Eigenschaften, die die Auswahl von *Calcarea carbonica* entscheiden. Die Eigenschaft, die mit dem trägen Geist und der trägen körperlichen Veranlagung einhergeht, ist, dass diese Kinder sich wohler fühlen, wenn sie verstopft sind und ihr Darm untätig ist.

Sie vertragen keine Abführmittel. Wenn sie akuten Durchfall haben, sind sie krank, wenn ihr Darm aber eher träge ist, fühlen sie sich wohl.

Die nächste Eigenschaft, die der trägen Veranlagung hinzugefügt werden kann, ist die Verschlechterung durch körperliche oder geistige Anstrengung oder durch schnelle Bewegung. Diese Kinder leiden unter Übelkeit beim Autofahren und Zugfahren.

Eine weitere Eigenschaft ist eine auffallende Abneigung gegenüber zu heißen Speisen. Sie lieben Speiseeis, haben einen Widerwillen gegen Fleisch und zeigen gelegentlich ein deutliches Verlangen nach Eiern in jeder Form.

Es gibt noch eine weiteren Hinweis auf *Calcarea carbonica*. Wenn die Kinder nicht auf der Höhe sind, werden sie nervös und fürchten sich. Sie sind vollkommen zufrieden, solange jemand in der Nähe ist. Sie sitzen dann friedlich da oder spielen. Wenn es aber dunkel wird, fürchten sie sich, ins Bett zu gehen, wenn kein Licht im Zimmer brennt.

Sie entwickeln heftige Alpträume und wachen in der Nacht schreiend auf. Sehr häufig sehen *Calcarea-carbonica*-Kinder im Traum schreckliche Gesichter im Dunkeln.

Calcarea phosphorica

Falls das Kind, anstatt dieses typische Bild zu zeigen, Fett zu verlieren beginnt, nicht so leicht errötet, mehr eine Hypertrophie des adenoiden Gewebes als eine Vergrößerung der Tonsillen und Halslymphknoten zeigt, eine deutlichere Facies adenoidea hat, das Kind zusätzlich etwas zurückhaltender und aufgeweckter in der Schule wird, es aber eine Neigung zu Kopfschmerzen durch Überarbeitung hat und ungern gestört wird, dann ist es wahrscheinlich, dass sich das Kind von *Calcarea carbonica* zu *Calcarea phosphorica* gewandelt hat.

Wenn das Kind außerdem pickelig wird, dünner wird und an Wachstumsschmerzen leidet, sind dies weitere Hinweise auf *Calcarea phosphorica*.

Ein wichtiger Punkt in diesem Zusammenhang ist, dass die Wachstumsschmerzen beim *Calcarea-phosphorica*-Kind eindeutig muskulär bedingt sind. Bei einem ähnlichen Kinderkonstitutionstyp, der ebenso Wachstumsschmerzen hat, aber nicht so empfindlich wie das *Calcarea-phosphorica*-Kind ist und Schmerzen in den Knochen angibt, insbesondere in den Schienbeinen, besteht ein Hinweis auf *Manganum*.

Folglich ist klar, dass kleinere Unterschiede an neue Möglichkeiten außerhalb der *Calcarea*-Gruppe denken lassen.

Phosphorus

Das Kind wird dünner, ist viel leichter, fast zierlich. Es ist geistig viel aufgeweckter, nervöser, reizbarer. Zusätzlich zum Ängstlichsein im Dunkeln ist es nun empfindlich gegenüber atmosphärischen Störungen, es hat Angst vor Donner. Es ist ängstlich, empfindlich, entwickelt eine deutliche Abneigung gegen das Alleinsein. Es ist weniger schüchtern und kann sich besser ausdrücken.

Es kann bei Aufregung oder nach dem Essen heißer Speisen erröten, verliert sein Verlangen nach Eiern und liebt zunehmend Fleisch und Speisen mit klarem Geschmack, bevorzugt dabei Salziges. Es ist nach wie vor anfällig für Pavor nocturnus. Dies stellt das Bild von *Phosphorus* dar.

Es holt sich auch schnell eine Erkältung, welche aber nicht den Hals betrifft, sondern mit einer gewissen Wahrscheinlichkeit weiter nach unten fortschreitet, so dass eine Bronchitis hinzukommt. Es ist sehr empfindlich gegenüber plötzlichen Temperaturveränderungen. Dies ist ein Beispiel dafür, wie Arzneimittel ineinander übergehen.

Silicea

Es folgt ein weiterer Kinderkonstitutionstyp, der noch etwas zierlicher ist. Er ist immer noch fröstelig, sehr viel dünner, ist nicht annähernd so viel gewachsen wie das *Phosphorus*-Kind, ist sehr viel blasser und hat eine zart beschaffene Haut. Er hat nicht das grobe, lockige Haar, das normalerweise mit dem *Calcarea*-Konstitutionstyp verbunden wird, sondern zarteres Haar, ohne den rötlichen Schimmer von *Phosphorus*. Es wird eher sandfarben.

Dieses Kind wird empfindlicher, schwieriger, es ärgert sich über Einmischung und zieht sich in sein Schneckenhaus zurück. Es ist geistig aufgeweckt und ermüdet körperlich sehr schnell. Es schwitzt leicht, besonders an den Extremitäten oder an Kopf und Hals. Häufig hat es eine Abneigung oder Intoleranz gegenüber Milch entwickelt, und die Halslymphknoten können vergrößert sein. Dies ist das Bild des typischen *Silicea*-Kindes.

Sanicula aqua

Man sollte aber nie an *Silicea* denken, ohne die Möglichkeit von *Sanicula aqua* in Betracht zu ziehen, denn die Symptome dieser beiden Arzneimittel sind beinahe identisch. Das *Sanicula*-Kind ist vielleicht reizbarer und eindeutig geistig unbeständiger.

Anfälle von Lachen und Weinen folgen leichter aufeinander, und es hat wesentlich weniger Ausdauer als das *Silicea*-Kind.

Das *Sanicula*-Kind bleibt nie lange bei der Sache. Es ist eigensinniger und schwieriger zu kontrollieren. Es entsteht schnell Streit, wenn man das typische *Sanicula*-Kind stört. Aber es ist sehr schwierig, zwischen dem *Silicea*-Kind und dem *Sanicula*-Kind zu unterscheiden, da die körperlichen Symptome fast identisch sind. In den meisten Fällen dieses Konstitutionstyps habe ich zunächst *Silicea* verabreicht, und nur nach Ausbleiben einer vollständigen Reaktion bin ich weitergegangen zu *Sanicula*.

Aethusa

Wir betrachten *Aethusa* an dieser Stelle wegen der außerordentlichen Empfindlichkeit des *Aethusa*-Kindes gegenüber Milch. Wo auch immer während akuter Erkrankungsfälle eine starke Verschlechterung durch Milch besteht, sollte man immer an die Möglichkeit denken, dass *Aethusa* in diesen Fällen hilfreich sein kann. Es ist das erste Arzneimittel, an das man denken muss.

Immer wenn eine Verschlimmerung durch Milch vorliegt, sollte man auch die Möglichkeit erwägen, dass eines der „Milch-Arzneimittel" angezeigt sein kann, um einen akuten Zustand zu kontrollieren, entweder *Lac defloratum* oder *Lac caninum*.

Lycopodium

Wir kommen zurück auf das *Phosphorus*-Kind, genauer gesagt das *Calcarea*-Kind, das in ein *Phosphorus*-Kind abgemagert ist. Dies wiederum führt zum *Lycopodium*-Kind.

Das Kind ist ein wenig gewachsen, hat an Gewicht verloren, wird dünn, ist aber, anstatt die zarte Haut und den labilen Kreislauf des *Phosphorus*-Kindes zu haben, eher fahl geworden. Die Neigung, schnell zu schwitzen, verschwindet, und die Haut wird etwas dicker.

Diese Kinder scheinen sehr scheu zu sein, es handelt sich aber nicht genau um dieselbe Schüchternheit wie bei *Silicea*. Es scheint ihnen an Selbstvertrauen zu fehlen, sie machen aber den Eindruck, als ob sie grundsätzlich eine gute Meinung von sich selbst hätten.

Sie neigen zu Verdauungsstörungen, und obwohl sie einen guten Appetit haben und häufig überdurchschnittlich viel essen, nehmen sie nicht an Gewicht zu. Der Bauch kann dick sein, es finden sich aber keine vergrößerten, tastbaren Mesenteriallymphknoten. Anstelle des für *Phosphorus* typischen Verlangens nach fleischartigen und schmackhaften Speisen entwickeln diese Kinder ein deutliches Verlangen nach süßen Dingen.

Anstatt des für *Calcarea* typischen Verlangens nach Speiseeis bevorzugen sie warme Speisen. Ganz ähnlich den *Calcarea*-Kindern bekommen sie Kopfschmerzen durch Überarbeitung in der Schule. Es handelt sich um einen dumpfen Typ von Kopfschmerz. Sie sind immer noch fröstelig, aber deutlich empfindlicher gegenüber Schwüle als alle Konstitutionstypen, die wir bis jetzt betrachtet haben. So ergibt sich das Bild des *Lycopodium*-Konstitutionstyps.

Causticum

Ein anderes Arzneimittel, das bei weitem nicht genügend in der Behandlung von Kindern eingesetzt wird und ein Gegenstück zu *Lycopodium* darstellt, ist *Causticum*. Äußerlich sind diese Kinder den *Lycopodium*-Kindern nicht unähnlich, aber etwas blasser.

Die *Causticum*-Kinder sind empfindlicher als *Lycopodium*-Kinder. Sie sind nicht schmerzempfindlich, aber besonders empfindlich gegenüber Störungen, die die Gefühle beeinflussen. Diese Kinder werden häufig weinen, weil sie glauben, man würde einem anderen Kind wehtun. Es ist mehr die Vorstellung von Schmerz, der sie betroffen macht, als ihre tatsächlichen Schmerzen. Sie halten Schmerzen gut aus, können es aber nicht ertragen, ein anderes Kind weinen zu sehen.

Sie zeigen eine ganz ähnliche Art von Unbeholfenheit wie die *Calcarea*-Kinder. Sie sind ungeschickt und neigen dazu, sich die Muskeln zu zerren, die *Calcarea*-Kinder hingegen verstauchen sich die Knöchel. Sie leiden oft an Rheumatismus und bekommen leicht akuten Muskelrheumatismus, besonders durch Kälteexposition. Diese *Causticum*-Kinder haben häufig akuten Torticollis oder akute Gesichtslähmung, nachdem sie eisigem Wind ausgesetzt waren.

Verbunden mit dieser Neigung zu Torticollis und Gesichtslähmung bekommen die *Causticum*-Kinder sehr deutliche Wachstumsschmerzen, die gewöhnlich von Steifheit in den Gelenken begleitet werden – mit einem Gefühl, als ob ihre Gelenke fest umwickelt wären. Verknüpft mit der Neigung zu Rheuma entwickelt das *Causticum*-Kind, wenn es überarbeitet oder nervlich erschöpft ist, leicht choreiforme Symptome. Das hervorstechende Merkmal der für *Causticum* typischen Chorea ist das Andauern der Zuckungen im Schlaf.

Das wichtigste Unterscheidungsmerkmal zwischen *Causticum*-Kindern und *Lycopodium*-Kindern ist, dass *Causticum*-Kinder eine deutliche Abneigung gegenüber Süßigkeiten haben, *Lycopodium*-Kinder dagegen ein Verlangen danach.

Zwei andere Punkte würden die Wahl von *Causticum* bestätigen. Erstens sind die rheumatischen Beschwerden des *Causticum*-Kindes wesentlich geringer bei feuchtem Wetter. Zweitens hat fast jedes *Causticum*-Kind mit einer Verdauungsstörung heftigen Durst nach dem Essen.

Zwei zusätzliche Punkte sind manchmal nützlich. *Causticum*-Kinder entwickeln häufig hartnäckige Warzen. Sie haben außerdem eine ausgeprägte Neigung zur Enuresis nocturna.

Tuberkulose in der Familienanamnese

Wo auch immer es eine Familienanamnese für Tuberkulose gibt, kann dem Kind unabhängig davon, welches Arzneimittel angezeigt ist, zu gewissen Zeiten mit einer Gabe *Tuberculinum* geholfen werden. Meine Praxis ist es, eine Gabe für einen Zeitraum von etwa zwölf Monaten zu verabreichen. Ein Artikel in einer amerikanischen Zeitschrift empfahl, zwei Gaben 1M, zwei Gaben 10M, zwei Gaben 50M und zwei Gaben CM an vier aufeinanderfolgenden Tagen zu geben. Es wurde behauptet, dass diese Vorgehensweise bessere Resultate liefern würde und bei einem Kind mit Eltern, die an Tuberkulose leiden, tatsächlich eine Immunität gegenüber Tuberkulose hervorrufen könnte.

Es gibt einen anderen Punkt, an welchem sich die Behandlung von Kindern von der herkömmlichen Praxis zu unterscheiden scheint. Dieser betrifft die Behandlung der *Calcarea-carbonica*-Kinder. Wenn die Regel befolgt wird, niemals die Gabe eines Arzneimittels zu wiederholen, solange die Besserung anhält, kann Zeit verloren gehen.

Ursprünglich würde ich eine Gabe *Calcarea carbonica* 10M verabreichen und – vorausgesetzt, das Kind hat ohne Nachlassen in seiner Besserung langsame, aber stetige Fortschritte gemacht – keinen Grund finden, die Arzneigabe innerhalb von sechs oder mehr Monaten zu wiederholen.

Aber das durchschnittliche junge Kind, das frei von akuten Erkrankungen ist, wird sogar dann zu einer Besserung neigen, wenn es überhaupt keine Arznei erhält. Das Konstitutionsmittel soll diesen Erfolg noch verbessern. Daher habe ich damit begonnen, *Calcarea carbonica* immer dann in sehr viel häufigeren Abständen zu wiederholen, wenn das Kind keine deutlichen Fortschritte macht, und bei zahlreichen dieser *Calcarea-carbonica*-Fälle kann die Besserung durch häufigere Wiederholung der Arzneigabe beschleunigt werden.

Ganz anders verhält es sich bei Erwachsenen.

2. Gruppe („zurückgeblieben, verzögerte Entwicklung")

Baryta carbonica

In der zweiten Gruppe sind alle Konstitutionstypen sehr ähnlich. Sie passen alle mehr oder weniger zu Kindern mit Entwicklungsrückstand, bei denen entweder eine verzögerte Entwicklung oder eine deutliche geistige Behinderung vorliegt. Das hervorstechende Arzneimittel dieser Gruppe ist *Baryta carbonica*, welches mehr als jede andere Arznei in unserer Materia medica für ein Kind mit Entwicklungsrückstand typisch ist.

Die Eigenschaften des *Baryta-carbonica*-Kindes sind eindeutig. Es handelt sich um ein zwergenhaftes Kind, das geistig und körperlich verkümmert ist. Ich habe nie ein *Baryta-carbonica*-Kind gesehen, das schon die altersentsprechende Körperlänge erreicht hatte. Das altersentsprechende Gewicht können diese Kinder aber schon haben. Die nächste, ins Auge springende Eigenschaft ist, dass das *Baryta-carbonica*-Kind immer äußerst schüchtern ist.

Dieses Charakteristikum der Schüchternheit deckt einen großen Bereich des *Baryta-carbonica*-Kindes ab. Es ist ängstlich gegenüber Fremden, es fürchtet sich vor dem Alleinsein, es hat häufig große Angst, außer Haus zu gehen. Ein in der Stadt aufgewachsenes Kind, das aufs Land kommt, ist auf offenen Feldern verängstigt. Diese Kinder leiden häufig unter Pavor nocturnus, ohne klare Vorstellung davon, wovor sie sich eigentlich ängstigen. Immer haben sie auch eine Furcht vor Menschen.

Eine andere Eigenschaft, die mit dieser Menschenscheu verbunden ist, ist die ständige Empfindlichkeit des *Baryta-carbonica*-Kindes. Die Kinder mögen es nicht, gestört zu werden, sie sind sehr schnell verärgert. Der nächste Punkt ist, dass sie ihr ganzes Leben hindurch in allen Bereichen im Rückstand sind – sie lernen spät sprechen, spät laufen, zahnen spät und nehmen nur langsam an Gewicht zu.

Ein anderes, ausgeprägtes Merkmal ist eine über das gewöhnliche Maß hinausgehende Vergesslichkeit des Kindes. Jedes Kind ist vergesslich, jedes Kind ist unaufmerksam, aber beim *Baryta carbonica*-Kind ist dies deutlich übersteigert. Wenn sie spielen, bleiben sie nie für eine gewisse Zeit bei der Sache, sie nehmen sich ein Spielzeug, spielen damit, und lassen es wieder fallen. Man kann ihre Aufmerksamkeit für ein oder zwei Minuten haben, dann drehen sie sich um und sehen die Krankenschwester, die Mutter, oder wer auch immer da ist, an.

Sie nehmen sich einen Gegenstand vom Schreibtisch und machen sich für ein oder zwei Minuten daran zu schaffen, und im nächsten Moment spielen sie mit der Türklinke oder einer Schublade. Dieser Mangel an Konzentrationsfähigkeit ist eine sehr charakteristische Eigenschaft.

Wenn sie älter werden, kommen dieselben Berichte aus der Schule – das Kind sei unaufmerksam, konzentriere sich nie auf den Unterricht, scheine zwar heute etwas zu lernen, morgen aber wieder alles vollständig vergessen zu haben. Die Mutter kann dem Kind ein dutzendmal das Alphabet beigebracht haben. Zehn Minuten später, nachdem es das Kind gelernt hat, wird ihm erlaubt hinauszugehen und zu spielen, und eine halbe Stunde später hat es alles wieder vergessen.

Ferner ermüden die Kinder sehr leicht. Jede Leistung, die Ausdauer erfordert, erschöpft sie. Kleine Kinder werden dann mürrisch und reizbar, bei älteren Kindern führt anhaltende Anstrengung zu sehr lästigen Kopfschmerzen – gewöhnlich zu einem Stirnkopfschmerz mit dem Gefühl, als ob die Stirn bersten würde, mit einer Lokalisation direkt über den Augen, und es bedarf furchtbarer Anstrengung, die Augen offen zu halten.

Der nächste Punkt – und dieser ist ziemlich konstant bei allen *Baryta-carbonica*-Kindern – ist, dass sie sich sehr leicht erkälten. Diese Erkältungen sind charakteristisch, sie beginnen immer mit einer Halsentzündung, und die meisten *Baryta-carbonica*-Kinder haben hypertrophe Tonsillen.

Neben den hypertrophen Tonsillen können auch andere Drüsengewebe betroffen sein. Das *Baryta-carbonica*-Kind hat sehr wahrscheinlich vergrößerte Halslymphknoten, möglicherweise auch vergrößerte Mesenteriallymphknoten.

Mit den vergrößerten Mesenteriallymphknoten ist die Tatsache verbunden, dass das Kind schlecht steht. Häufig hat es eine ausgeprägte Lordose und ein vorgewölbtes Abdomen.

Mit dem Zustand des Abdomens verknüpft ist das Symptom, dass sich der Zustand des *Baryta-carbonica*-Kindes gewöhnlich nach dem Essen verschlechtert — es wird unaufmerksamer, reizbarer, empfindlicher und sehr oft müde nach dem Essen.

Eine weitere Eigenschaft der Kinder — verbunden mit der Tonsillenhypertrophie — ist, dass sie sehr leicht eine Mandelentzündung entwickeln, wenn sie vergrößerte Mandeln haben und sich erkälten. Hier kommt ein Hinweis, den man sich merken sollte. Es ist besser, einem typischen *Baryta-carbonica*-Kind mit einer Tonsillitis eine Gabe *Baryta muriatica* statt *Baryta carbonica* während der akuten Phase der Erkrankung zu verabreichen. Sehr häufig werden die Kinder nach *Baryta muriatica* zusätzlich eine Zwischengabe *Psorinum* benötigen, bevor man zu *Baryta carbonica* zurückkehrt.

Es ist relativ leicht, *Psorinum* auf *Baryta carbonica* folgen zu lassen, da viele dieser Kinder dazu neigen, krustige Hautausschläge auf dem Kopf und verkrustete Lidränder zu bekommen. Sie können auch eine deutliche Blepharitis haben. Außerdem verschlimmert sich der Zustand der meisten *Baryta-carbonica*-Kinder durch Waschen — all dies sind auch typische *Psorinum*-Symptome.

Die Kinder bekommen sehr leicht äußerst empfindliche Hauterscheinungen, häufig ohne bedeutsamen Ausschlag, aber mit starker Reizung, und dies wiederum verschlimmert sich leicht nach dem Baden.

Wie man es bei diesem Kinderkonstitutionstyp mit schlechtem Körperbau erwarten würde, sind diese Kinder fröstelig, und wenn sie Kälte ausgesetzt sind, werden ihre Mandeln angegriffen. Ein anderes Merkmal der *Baryta-carbonica*-Kinder ist eine besondere Neigung zu Speichelfluss. Sabbern ist eine bekannte Eigenschaft geistig behinderter Kinder.

Dies sind die Schlüsselsymptome der „geistig behinderten" Gruppe von Arzneimitteln, und von diesen ist *Baryta carbonica* mit Abstand am häufigsten angezeigt. Es folgen die anderen, bereits erwähnten Arzneimittel, angefangen mit *Borax*.

Borax

Das Unterscheidungsmerkmal zwischen dem *Baryta-carbonica*- und dem *Borax*-Konstitutionstyp ist die Art und Weise, wie sich das Kind fürchtet. Beides sind ängstliche Kinder und beim Betrachten sehr häufig recht ähnlich. Wo aber das *Baryta-carbonica*-Kind durch alles Fremde in seiner Umgebung in Schrecken versetzt wird, ist es beim *Borax*-Kind jedes plötzliche Geräusch in der Nähe, wodurch es erschreckt wird.

Die Neigung zu Speichelfluss und Sabbern ist bei *Borax* gleichermaßen deutlich, aber bei der Mehrzahl der *Borax*-Kinder hat man es mit einer ausgeprägten Stomatitis zu tun. In Verbindung mit dem Speichelfluss finden sich weiße Flecken auf der Zunge, perlenartige Flecken rund um die Zungenränder, Flecken auf den Lippen und innen auf der Wangenschleimhaut.

Beim *Borax*-Kind besteht eine sehr ähnliche Vorgeschichte bezüglich Pavor nocturnus, aber es gibt in diesen Fällen gewöhnlich einen Auslöser. Wenn das Kind den ganzen Tag lang zuviel getan hat oder am Abend übererregt worden ist, dann entwickelt sich mit hoher Wahrscheinlichkeit ein ausgeprägter Pavor nocturnus.

Borax-Kinder haben nicht denselben Grad an Unvermögen zu Lernen. Das Kind ist einfach untätig. Wenn es sich wirklich bemühen würde, könnte es lernen, aber es ist einfach nur untätig. Diese Kinder können nicht bei der Sache bleiben, und selbst beim Spielen sind sie unbeständig, langweilen sich und wechseln von einer Sache zur anderen.

Ein anderes Merkmal, das sie von *Baryta-carbonica*-Kindern unterscheidet, ist die sehr viel größere Reizbarkeit der *Borax*-Kinder. Ihre Reizbarkeit endet nicht mit Weinen, wie es sehr häufig bei *Baryta-carbonica*-Kindern der Fall ist, sondern mit heftigen Wutanfällen – das Kind tritt mit den Füßen und schreit.

Der nächste Punkt, in dem sich das *Borax*-Kind vom *Baryta-carbonica*-Kind unterscheidet, ist die Neigung des *Baryta-carbonica*-Kindes, einen generalisierten Hautausschlag oder einen sehr deutlichen, krustigen Ausschlag auf der Kopfhaut zu entwickeln. Das *Borax*-Kind dagegen bekommt viel eher einen herpetischen Ausschlag – sehr häufig herpetische Stellen um die Lippen herum, oder einen generalisierten Ausschlag mit kleinen herpetischen Stellen auf dem Körper.

Borax-Kinder neigen außerdem in größerem Maße dazu, akute Verdauungsstörungen zu entwickeln als *Baryta-carbonica*-Kinder, welche die typische, chronische Verstopfung mit hartem Stuhl haben. *Borax*-Kinder bekommen schnell plötzliche Anfälle von Durchfall und Erbrechen. Ein weiteres Charakteristikum von *Borax*, welches es von *Baryta carbonica* unterscheidet, ist die eigentümliche Empfindlichkeit gegenüber Obst, mit heftiger Kolik nach Obstgenuss – die Kolik wird gefolgt von Durchfall.

In Verbindung mit der Tendenz zur Entzündung der Schleimhäute, akuter Stomatitis etc., findet man bei *Borax*-Kindern sehr oft entweder Enuresis oder Schmerzen beim Wasserlassen. Die Schmerzen beim Wasserlassen sind viel häufiger, und sehr oft besteht dabei kein eindeutiger Harnwegsinfekt.

Eine anderer Punkt unterscheidet das etwas ältere *Borax*-vom *Baryta-carbonica*-Kind. Das *Baryta-carbonica*-Kind bekommt durch Überanstrengung beim Lernen drückende Stirnkopfschmerzen, dem *Borax*-Kind hingegen wird eher schlecht, und nach intensiver Konzentration leidet es an starker Übelkeit.

Schließlich gibt es einen letzten, entscheidenden Punkt in bezug auf das *Borax*-Kind. Dies ist die gut bekannte Verschlechterung durch Abwärtsbewegung.

Baryta-carbonica-Kinder werden oft eisenbahnkrank oder autokrank. *Borax*-Kinder werden ebenfalls eisenbahnkrank und autokrank, aber sie haben eine schreckliche Angst vor Abwärtsbewegung, und es ist viel mehr diese Angst als das eigentliche Gefühl von Unbehagen, das charakteristisch für *Borax*-Kinder ist.

Es tritt unter zahlreichen Umständen auf. Einen typischen Fingerzeig bekommt man bei einem Kind, das jedesmal schreit, wenn es ins Bett gelegt wird, und die Krankenschwester es dabei nicht äußerst sanft niederlegt. Genauso deutlich findet sich dies bei älteren Kindern, die aufschreien, wenn sie in einem Aufzug abwärts fahren. Mehr als das körperliche Unbehagen ist es diese Angst, welche *Borax* von jedem anderen Arzneimittel unterscheidet.

Ein nützlicher, praktischer Hinweis ist verbunden mit der Fliegerkrankheit. Es gibt zahlreiche Arzneien für die Eisenbahnkrankheit und die Seekrankheit, aber *Borax* wirkt bei der Mehrzahl der Fälle von Fliegerkrankheit, weil es dieses plötzliche Tiefergehen beim Fliegen ist, welches die meisten Menschen ängstigt, und ganz besonders die Furcht zu Fallen. Die Fliegerkrankheit wird durch drei oder vier Gaben von *Borax*, die vor dem Flug eingenommen wurden, vollkommen überwunden.

Borax entspricht bezüglich der Kälteempfindlichkeit genau *Baryta carbonica*, ist aber viel empfindlicher gegenüber Feuchtigkeit als *Baryta carbonica*.

Borax ist eines der Natriumsalze, und bei Betrachtung der Natrium-Salze denkt man unmittelbar an die Möglichkeit der anderen Salze. Das bei weitem am häufigsten angezeigte Natriumsalz ist *Natrum muriaticum*.

Natrum muriaticum

Die meisten der Natrum-muriaticum-Kinder sind eher unter Normalgröße und untergewichtig Mit ihrer Schüchternheit sind sie auf den ersten Blick etwas schwierig von den Baryta-carbonica-Kindern zu unterscheiden, weil das Natrum-muriaticum-Kind eine besonders deutliche Abneigung dagegen zu haben scheint, angefasst zu werden. Es hat eine starke Abneigung dagegen, gestört zu werden und bricht leicht in Tränen aus, was der schüchternen, ängstlichen Reaktion eines Baryta-carbonica-Kindes nicht unähnlich ist.

Bei näherer Untersuchung ist die Reaktion aber ziemlich unterschiedlich. Es handelt sich beim Natrum-muriaticum-Kind nicht um Schüchternheit, es ist mehr ein Unmut, gestört zu werden. Das Natrum-muriaticum-Kind weint, aber es weint viel mehr aus Wut als aus Angst. Man kann das Weinen des Natrum-muriaticum-Kindes sehr häufig unterbrechen, wenn man hart genug bleibt. Wenn man aber versucht, es zu besänftigen, wird es noch schlimmer.

Ein Natrum-muriaticum-Kind steht kurz vor einem Krampfanfall mit Schreien, wenn die Mutter versucht, es zu besänftigen. Hingegen beruhigt es sich, sobald es alleingelassen wird, setzt sich in eine Ecke und beobachtet die anderen. Das Baryta-carbonica-Kind wird in einer Ecke sitzen und mit allem spielen, was in Reichweite liegt – es hat eine völlig unterschiedliche Mentalität.

Obgleich sowohl Natrum-muriaticum- als auch Baryta-carbonica-Kinder unbeholfen in ihren Bewegungen sind, unterscheidet sie die Tatsache, dass das Baryta-carbonica-Kind aufgrund fehlender Koordination ungeschickt und plump ist. Das Natrum-muriaticum-Kind aber wirft Dinge um, weil es in zu großer Eile ist.

Beim Natrum-muriaticum-Kind wird sich eine Vorgeschichte mit verzögerter Entwicklung finden, insbesondere, dass das Kind langsam sprechen gelernt hat. Es kann auch im Laufenlernen langsam gewesen sein, aber dies findet sich nicht annähernd so regelmäßig. Häufig ist die Sprache des *Natrum-muriaticum*-Kindes fehlerhaft, aber es handelt sich viel mehr um Schwierigkeiten mit der Artikulation als um einen Mangel an Intellekt wie beim *Baryta-carbonica*-Kind.

Das nächste Charakteristikum des *Natrum-muriaticum*-Kindes ist, dass es wahrscheinlich klein und untergewichtig ist. Im Unterschied zum *Baryta-carbonica*-Kind, bei dem sich viele vergrößerte Drüsen finden, kann das typische *Natrum-muriaticum*-Kind sehr kleine, knotig vergrößerte Halslymphknoten an seinem dünnen Hals haben. Die *Baryta-carbonica*-Kinder haben eine Kette ziemlich großer Lymphknoten, die sich am Vorderrand des Sternocleidomastoideus nach unten ziehen. Die *Natrum-muriaticum*-Kinder haben kleine, knotige Lymphknoten im Nacken, und der Hals selbst ist abgemagert.

Das *Natrum-muriaticum*-Kind neigt nicht im selben Grad zu krustigen Hautausschlägen wie das *Baryta-carbonica*-Kind. *Natrum-muriaticum*-Kinder bekommen eher einen Hautausschlag, der auf den Haaransatz begrenzt ist, als dass er sich über die gesamte Kopfhaut ausbreitet.

Beim *Natrum-muriaticum*-Kind findet sich nicht dieselbe Neigung zu Speichelfluss. Anstelle der kleinen Flecken, die man im Mund von *Borax*-Kindern sehen kann, ist beim *Natrum-muriaticum*-Kind die Zunge empfindlich, an manchen Stellen rot, an manchen weiß, hat nicht die kleinen weißen Bläschen wie bei *Borax*, sondern zeigt sich als Landkartenzunge, welche sowohl bei *Natrum-muriaticum*-Kindern als auch Erwachsenen vorkommt.

Wenn die *Natrum-muriaticum*-Kinder älter werden, entwickeln sie Schulkopfschmerzen. Wenn sie unter Druck stehen, allzu hart arbeiten und sich zu sehr konzentrieren, bekommen sie Kopfschmerzen. Die Kopfschmerzen sind fast identisch mit den *Baryta-carbonica*-Kopfschmerzen. Es sind Stirnkopfschmerzen mit demselben Druckgefühl über den Augen. Sie werden hervorgerufen durch intensive Anstrengung – insbesondere geistige Anstrengung.

Die Reaktionen auf Temperaturen sind bei Natrum muriaticum ganz anders als bei Baryta carbonica. Das Natrum-muriaticum-Kind friert oft, ist empfindlich gegenüber Zugluft, zittert bei einer Temperaturveränderung und fängt an zu niesen. Es ist aber sehr empfindlich gegenüber Hitze – besonders Schwüle – und gegenüber Sonnenexposition, und es entwickelt schnell Kopfschmerzen in der Sonne.

Die Mehrzahl dieser Natrum muriaticum-Kinder hat ein deutliches Verlangen nach Salz. Es erscheint höchst ungewöhnlich, dass Kinder dieses exzessive Salzverlangen haben sollen, wie es in der Materia medica aufgezeichnet ist. Aber in der Praxis trifft man auf einen Fall nach dem anderen, in welchem ein sehr deutliches Salzverlangen bei diesen Kindern vorhanden ist – sie werden Salz stehlen wie andere Kinder Zucker.

Ein anderes Merkmal, wonach man bei Natrum muriaticum-Kindern suchen sollte, ist die sehr ausgeprägte Tendenz, Niednägel zu entwickeln, Spalten entlang der Nagelränder, die äußerst empfindlich, sehr schmerzhaft und sehr schwer zu heilen sind. Es handelt sich nur um einen kleinen Hinweis, der aber in der Praxis nützlich sein kann.

Ein Unterscheidungsmerkmal ist das Aussehen der Haut. Typische Baryta carbonica-Kinder haben gewöhnlich sehr wenig Farbe, sie sind bläßlich und haben ein erdfahles Aussehen. Borax-Kinder haben häufig beträchtlich mehr Farbe auf den Wangen, die Haut ist etwas gelblicher, sieht nicht ganz so erdfahl aus und ist eine Spur unelastischer, dick und fettig.

Natrum muriaticum-Kinder sind wahrscheinlich noch etwas dunkler, sie erröten etwas leichter, sie schwitzen etwas schneller, und sie sehen etwas fettiger aus.

Sepia

Wenn wir Arzneien betrachten, die einen Bezug zur Haut haben, ist die nächste Möglichkeit Sepia, wo man dieselbe Art von bläßlicher, fettiger Haut findet. Außerdem ist Sepia ein Arzneimittel, das bei der Behandlung von Kindern viel zu häufig vernachlässigt wird.

Das hervorstechende Merkmal der *Sepia*-Kinder ist ihre negative Einstellung gegenüber allem. Sie sind niedergeschlagen, launisch, träge und dem Arbeiten abgeneigt. Sie sind nicht einmal am Spielen interessiert. Wenn sie zu etwas gedrängt werden, schmollen oder weinen sie schnell.

Es sind für gewöhnlich nervöse Kinder, sie haben Angst vor dem Alleinsein, fürchten sich sehr vor der Dunkelheit, und dennoch werden sie ungern angefasst. Sehr häufig haben sie eine Abneigung, auf Parties zu gehen. Ein Punkt, der manchmal mit *Baryta carbonica* verwechselt wird, ist die Abneigung, mit anderen Kindern zu spielen.

Das nächste Merkmal ist, dass diese *Sepia*-Kinder, obwohl sie faul und träge sind, ausgesprochen gierig sind. *Sepia* sollte immer für ein ausgesprochen gieriges Kind in Betracht gezogen werden. Eine andere, bei *Sepia*-Kindern häufig vorkommende Eigenschaft ist, dass sie es verabscheuen, auf eine Party zu gehen. Doch wenn sie einmal dort sind und zu tanzen beginnen, wachen sie sofort auf und sind äußerst zufrieden. Der Effekt des Tanzens auf *Sepia*-Kinder ist erstaunlich. Das schwerfälligste, trägste Kind wird ein völlig anderer Mensch, wird plötzlich lebendig, wenn es auf einer Party tanzt. Es ist ein nützlicher Fingerzeig, den die Eltern geben können, wenn sie danach gefragt werden.

Ein anderes, sonderbares Symptom kommt gelegentlich bei Kindern vor und ist ein deutliches Leitsymptom für *Sepia*. Diese sich langsam entwickelnden Kinder nehmen sehr häufig die Angewohnheit an, mit dem Kopf zu nicken. Wenn man einem Kind, das mit dem Kopf nickt, gegenübersteht, sollte man immer an die Möglichkeit von *Sepia* denken und sich nicht sofort auf eines der typischen Arzneimittel mit Chorea stürzen.

Verschiedene andere Eigenschaften kommen bei *Sepia*-Kindern häufig vor. So sind sie beispielsweise fast immer verstopft, und damit verbunden ist gewöhnlich eine Neigung zu Enuresis. Ein regelmäßig bei *Sepia*-Kindern vorkommendes Merkmal ist, dass das Einnässen früh in der Nacht erfolgt.

Wenn diese *Sepia*-Kinder um 22.00 Uhr geweckt werden, bleiben sie gewöhnlich für den Rest der Nacht trocken. Sie verlieren die Kontrolle im ersten Schlaf.

Wenn das Kind etwas älter, fahl, schwerfällig, gierig und verschlossen ist, erfährt man aus der Anamnese, dass das Kind Ohnmachtsanfälle hat. Diese werden durch Stehen oder beim Einnehmen einer starren Position in einer geschlossenen Umgebung ausgelöst, wie beispielsweise in der Schule, in der Kirche, beim Knien in der Kirche. Das *Sepia*-Kind wird sehr häufig ohnmächtig.

All diese Kinder – wie alle *Sepia*-Patienten – sind empfindlich gegenüber Kälte. Kinder sind insbesondere empfindlich gegenüber Wetterwechsel, und das typische *Sepia*-Kind wird eine Erkältung durch Wetterwechsel entwickeln, anscheinend ohne mit irgendeiner Infektion in Kontakt gekommen zu sein.

Ein anderes, nützliches Leitsymptom für *Sepia* bei Kindern ist, dass sie Milch sehr häufig schlecht vertragen. Wenn ein *Sepia*-Kind Verdauungsstörungen bekommt und auf eine Milchdiät gesetzt wird, wird es mit Sicherheit Verstopfung bekommen.

In Verbindung mit ihrer bläßlichen fettigen Haut neigen *Sepia*-Kinder zu starkem Schwitzen und entwickeln leicht eine juckende Haut ohne deutliche Zeichen eines Ausschlags und ohne besondere Besserung durch Kratzen.

Aurum metallicum

Bei einem bläßlichen, niedergeschlagenen, schwerfälligen Kinderkonstitutionstyp mit einer deprimierten, negativen Einstellung sollte man immer an die Möglichkeit von Gold, *Aurum metallicum*, oder an eines der Goldsalze denken. Das typische *Aurum*-Kind ist immer ein unentwickeltes Kind. Es ist

weniger eine Frage von zu geringer Größe oder von Unter-
gewicht, sondern die Tatsache, dass das Kind einfach nicht
heranwächst.

Das typische *Aurum*-Kind im Alter von fünf Jahren befindet sich vermutlich auf dem Niveau eines Dreijährigen.
Die Mehrzahl der Kinder, die *Aurum* benötigen, sind Jungen.
Bei einem größeren Teil dieser Fälle gab es Entwicklungs-
störungen – ein nicht deszendierter Hoden oder ein unter-
entwickeltes Skrotum, was anzeigt, dass das Kind in der Entwicklung langsam war, auch wenn es sich sonst zufrieden-
stellend entwickelt hat. Dies ist ein Symptom, bei dem man
auch *Baryta carbonica* in Betracht ziehen könnte.

Aurum-Kinder vermitteln immer den Eindruck, leblos zu
sein. Sie sind immer niedergeschlagen, unglücklich, und es
fehlt ihnen völlig an Schwung. Sie besitzen überhaupt keine
Initiative und wirken so, als ob alles eine furchtbare Anstrengung für sie sei.

Aus der Schule wird berichtet, sie seien zurückgeblieben
und hätten ein äußerst schlechtes Gedächtnis. Eine der merk-
würdigen Eigenschaften dieser Kinder ist, dass sie heftig auf
Widerspruch reagieren, obwohl sie schwerfällige, niedergeschlagene, unglückliche Geschöpfe sind. Das Kind hat keinen
Schwung in sich, aber wenn es eine Aussage macht, der wi-
dersprochen wird, bricht es in furchtbare Wut aus. Das ist es,
was diese Kinder reizt.

Ein anderer, gleichbleibender Umstand, der bei diesem
Kinderkonstitutionstyp trotz des Eindrucks der Schwerfälligkeit überrascht, ist eine sonderbare Überempfindlichkeit gegenüber Schmerzen. Die Kinder haben große Angst vor
Schmerzen und sind äußerst empfindlich dagegen. Außerdem
sind sie trotz ihrer Schwerfälligkeit sehr geräuschempfindlich
und haben einen sehr feinen Geschmacks- und Geruchssinn.

Die Kinder neigen zu sehr hartnäckigen, lästigen Katarrhen. Sie haben stark entzündete, hypertrophe Tonsillen, praktisch immer mit reichlich übelriechendem Sekret in den

Krypten der Tonsillen. Sie bekommen hypertrophe Adenoide, wiederum mit sehr übelriechendem Nasensekret. Gleichzeitig erkranken sie an akuter Otitis mit Perforation des Trommelfells, sehr häufig begleitet von einem stinkenden, eitrigen Sekret aus dem Ohr.

Wenn sie gezwungen werden, sich anzustrengen, kommen sie sehr leicht außer Atem und können sogar Erstickungsanfälle bekommen, ohne dass ein offensichtlicher körperlicher Grund vorliegt.

Ein weiteres, seltsames Charakteristikum der *Aurum*-Kinder ist ihre ausgeprägte Empfindlichkeit gegenüber jeder Enttäuschung. Sie sind tagelang bekümmert, was in keinem Verhältnis zur Reaktion eines normalen Kindes steht. Hiermit verbunden ist ein weiteres, typisches *Aurum*-Symptom. Das Kind schluchzt im Schlaf ohne aufzuwachen, und offenbar ohne die Nacht zuvor gepeinigt worden zu sein.

Carbo vegetabilis

Ein Arzneimittel, welches ebenfalls einem zweifellos schwerfälligem Zustand entspricht und manchmal ein wenig wie *Aurum* wirkt, ist *Carbo vegetabilis*, obwohl die Ursachen dafür völlig unterschiedlich sind.

Carbo-vegetabilis-Kinder sind schwerfällig, aber es handelt sich mehr um eine körperliche als um eine geistige Trägheit. Sie resultiert aus körperlicher Stagnation, nicht aus einem Mangel an Gehirnkapazität.

Sie sind langsam im Denken, geistig träge. Sie haben eine lange Reaktionszeit, und es fehlt ihnen völlig an Schwung. Sie sind sehr leicht entmutigt, es handelt sich eher um niedergeschlagene und unglückliche Kinder Wenn sie zu etwas gedrängt werden, werden sie verdrießlich. Es ist aber eine aussichtslose Art von Verdrießlichkeit ohne viel Energie darin.

Verbunden mit der allgemeinen geistigen Trägheit liegt immer ein träger Kreislauf vor. Es sind oft Kinder mit trübem und blässlichem Aussehen, und sie haben bläuliche Extremitäten — bläuliche Finger, bläuliche Zehen, und die Extremitäten sind immer kalt.

Wenn sie in der Schule sehr gedrängt werden und zum Arbeiten angetrieben werden, entwickeln sie höchstwahrscheinlich einen dumpfen Hinterkopfschmerz. Fast dieselbe Art von Schmerz können sie durch das Tragen eines engen Hutes bekommen. Mit diesen dumpfen Hinterkopfschmerzen ist es völlig unmöglich zu arbeiten und sich zu konzentrieren, und beinahe unmöglich zu denken.

Häufig wurde das Kind in der Schule zu etwas gedrängt, entwickelt Kopfschmerzen, wirkt abends todmüde und bekommt die heftigsten Alpträume, so stark, dass es schon fast Angst hat, ins Bett zu gehen, insbesondere im Dunkeln.

In diesen Alpträumen sehen die Kinder Gespenster, Gesichter, alle Arten furchterregender Erscheinungen. Diesen kalten, schwerfälligen Kindern wird nachts sehr heiß, und sie schwitzen überall, besonders an den Extremitäten. Die *Carbo-vegetabilis*-Kinder haben gewöhnlich einen sauer riechenden Schweiß.

Ein anderes Merkmal, das mit der Trägheit des Kreislaufs bei *Carbo vegetabilis* verbunden ist, ist ihre starke Anfälligkeit, anhaltendes Nasenbluten zu bekommen. Sehr häufig haben diese Kinder in der Nacht schweres Nasenbluten.

Ein weiteres Symptom, das mit der allgemeinen Trägheit verknüpft ist, ist die Verstopfung. Sie haben meistens Verdauungsschwierigkeiten und neigen dazu, einen dicken Bauch zu haben. Sie haben viele Blähungen. Trotz ihrer Verstopfung bekommen sie sehr leicht akute Durchfälle — einen sehr übelriechenden, wässrigen Durchfall —, und dann kehren sie in ihren verstopften Zustand zurück.

Bei diesen Verdauungsschwierigkeiten haben sie ausgeprägte Vorlieben und Abneigungen gegenüber bestimmten Speisen. Sie mögen süße Dinge — die sie häufig nicht vertragen — und lieben es, wenn ihr Appetit mit etwas Schmackhaftem angeregt wird. So mögen sie beispielsweise salzige

Dinge. Mit ihrer allgemeinen Neigung zu träger Verdauung vertragen sie fette und gehaltvolle Speisen jeder Art schlecht. Sehr häufig entwickeln sie eine Abneigung gegen Fett und haben regelmäßig eine ausgeprägte Abneigung gegen Milch.

Ein konstantes Merkmal all dieser *Carbo-vegetabilis*-Kinder ist, dass sie nicht in erster Linie *Carbo-vegetabilis*-Kinder sind. Dieser Zustand hat sich aus einer vorbestehenden Krankheit heraus entwickelt. Manchmal handelt es sich um einen Fall von Masern, manchmal um eine Bronchitis oder Lungenentzündung, die sehr häufig aus einer Grippe hervorgeht. Sehr oft stammt dieser Zustand auch von einem Keuchhustenanfall.

3. Gruppe („Arzneien mit Bezug zur Haut")

Graphites

Die dritte Gruppe wird von *Graphites* angeführt. Diese Gruppe betrifft Kinder mit Hautausschlägen. Fast alle der bereits erwähnten Arzneimittel können bei Hautausschlägen erforderlich sein. So haben beispielsweise *Carbo-vegetabilis-* und *Calcarea*-Kinder ein sehr hartnäckiges Ekzem der Kopfhaut, *Causticum*-Kinder viele Hautausschläge.

Es kann auch ein sehr hartnäckiges Kopfhautekzem mit Hinweisen auf *Sepia* vorliegen. Man muss aber auch an die *Graphites*-Gruppe denken, wenn ein Kind eine deutliche Vorgeschichte mit Hautproblemen hat. Es besteht eine Tendenz, bei der Behandlung von Kindern mit gereizter Haut eine Gabe *Sulphur* zu verabreichen. Es gibt sehr viele Fälle, bei denen die Gabe von *Sulphur* geschadet hat. Ich vermeide es, bei diesen Kindern mit Hautproblemen mit *Suphur* anzufangen.

Das typische *Graphites*-Kind ist dick und schwer. Es ist gewöhnlich blass, friert immer und ist fast immer verstopft. In der Mehrzahl der Fälle mit hartnäckiger Verstopfung bei kleinen Kindern ist der Bauch vergrößert, ein so häufiger Umstand, dass man ihn nicht weiter betonen muss.

Graphites-Kinder sind immer ängstlich. Sie sind unglücklich und haben einen vollständigen Mangel an Selbstvertrauen. Die etwas älteren Kinder zögern mit der Antwort auf jede Frage, die ihnen gestellt wird. Im Schulbericht steht, sie seien unentschlossen – dort findet sich das gleiche Zögern. Außerdem sind die meisten dieser *Graphites*-Kinder faul, sie haben eine Abneigung gegenüber Arbeit.

Es gibt einen seltsamen Widerspruch bei den *Graphites*-Kindern. Neben Unsicherheit und Zögern, Faulheit und allgemeiner, körperlicher Trägheit findet sich immer ein Zug von Ängstlichkeit in diesen Kindern. Sie sehen ständig die hoffnungslose Seite der Dinge. Wenn sie in eine neue Schule gehen, fürchten sie sich davor. Sie suchen ständig nach Schwierigkeiten.

In Verbindung mit ihrer Blässe ist ein weiteres Merkmal der *Graphites*-Kinder, dass sie unter Druck erröten – sie haben einen labilen Kreislauf. Wenn sie unter Druck stehen und aufgeregt sind, besteht neben dem Erröten eine Neigung zu lästigem, aber nicht sehr reichlichem Nasenbluten, welches während Aufregung auftritt – dies ist der diagnostische Hinweis.

Ein beständiges Merkmal der *Graphites*-Kinder unterscheidet sie sofort von den *Calcarea*-Kindern, die ihnen ähnlich sehen. Anstatt der weichen, schweißigen Haut der *Calcarea*-Kinder haben sie eine raue, trockene Haut, die zu Rissen neigt, insbesondere bei Kälteexposition. Wenn die *Graphites*-Kinder bei kaltem Wetter im Wasser gespielt haben, kommen sie mit aufgesprungenen, blutenden Händen herein.

In Verbindung mit der trockenen, rauen Haut sind die für *Graphites* typischen Hautausschläge zu sehen. Dieser Ausschlag ist immer gleich, egal wo er sich befindet. Die aufgesprungenen Finger, die leicht bluten, sondern außerdem ein klebriges, dickflüssiges, gelbes, seröses Sekret ab.

Derselbe Zustand entsteht bei *Graphites*-Kindern in jeder beliebigen Körperfalte, hinter den Ohren, in den Augenwinkeln, an den Mundwinkeln, in den Leisten, den Ellenbeugen, um die Handgelenke und insbesondere den Anus herum. Dort finden sich tiefe, schmerzhafte Fissuren, die ein dünnes, klebriges, gelbliches Sekret absondern.

Sobald das Sekret eingetrocknet ist, bilden sich dicke Krusten, die sich anhäufen, während die Sekretion von neuem Material darunter weitergeht. Die Krusten fallen ab und zeigen dieselbe Art zähflüssigen, gelblichen Sekrets, sehr häufig mit Blut gestreift.

Meiner Erfahrung nach wird den an Asthma leidenden Kindern, die eine Vorgeschichte mit Hautproblemen haben, nicht mit *Graphites* geholfen. Diese Kinder mit unterdrückten Hautausschlägen, die Asthma entwickeln, sind äußerst schwierig zu behandeln, und ich habe festgestellt, dass *Graphites* ganz und gar versagt. Viele andere Arzneimittel waren erfolgreich, so beispielsweise *Psorinum*, *Antimonium crudum*, *Natrum muriaticum* oder *Sulphur*. *Thuja* hat oft geholfen, und wenn sonst kein anderes Mittel an erster Stelle steht, tut man gut daran, mit *Thuja* zu beginnen.

Die *Graphites*-Kinder sind anfällig für sehr hartnäckige, eitrige Absonderungen aus der Nase und chronische Otitiden mit Trommelfellperforation. Wiederum neigen sie zu derselben Art gelblichen, wundmachenden Sekrets, und es entsteht ein gereiztes Ekzem des äußeren Ohres, immer wenn das Sekret darüberfließt.

In Verbindung mit der eitrigen Absonderung aus der Nase haben viele *Graphites*-Kinder eine ausgeprägte Tonsillenhypertrophie mit stinkendem Sekret in den Tonsillen, und als Folge davon jammern sie häufig über Schluckbeschwerden.

Oft leiden sie unter einer chronischen Blepharitis, und ihre Lider sind morgens vollständig mit der gleichen Art von Sekret verklebt. Eingetrocknetes Sekret klebt an den Lidrändern.

Trotz augenscheinlicher Fettleibigkeit sind sie schlaff, und es besteht eine allgemeine Muskelschwäche. Sie sind sehr schnell erschöpft, empfindlich gegenüber Bewegung jeder Art und vertragen das Reisen sehr schlecht. In der Vorgeschichte finden sich rheumatische Schmerzen, die insbesondere den Hals und die unteren Extremitäten betreffen.

Es gibt ein weiteres *Graphites*-Symptom, das manchmal bei diesen schlaffen Kindern hilfreich sein kann – sie neigen zu anfallsweisen Bauchkrämpfen. Dies überrascht nicht, wenn man ihren Zustand der Verstopfung im Blick hat. Bei diesen für *Graphites* typischen Bauchkrämpfen aber werden die Schmerzen gebessert, indem man dem Kind heiße Milch zu trinken gibt.

In der Mehrzahl der Fälle scheiden die Kinder mit dem verstopften Stuhl eine Menge Schleim aus – fadenziehenden, festhaftenden Schleim. Dieser ähnelt der Art der Absonderungen von der Hautoberfläche, obwohl er gewöhnlich nicht gelb ist.

Ein anderes nützliches Symptom, das häufig vorkommt, ist der große Appetit der *Graphites*-Kinder. Sie sind hungrige Kinder, und es geht ihnen schlecht wenn sie lange nichts essen. Es geht ihnen besser beim Essen. Trotz ihrer Fettleibigkeit und Schlaffheit haben sie häufig eine überraschende, aber sehr deutliche Abneigung gegen Süßigkeiten.

Bei typischen *Graphites*-Jugendlichen ist dies noch überraschender, weil es sich um einen ebenso schlaffen, fettleibigen, weichen Jugendlichen handelt, der anstelle der gewöhnlichen Risse hinter den Ohren oder an den Mundwinkeln akute Akne hat. Man muss ihm die Frage stellen, ob er viele Süßigkeiten isst, und wenn es sich um einen *Graphites*-Fall handelt, wird die Antwort sein, dass er sie überhaupt nicht ausstehen kann. Dies ist manchmal ein sehr nützlicher Hinweis.

Ein weiterer Punkt bezüglich des Appetits der kleinen Kinder ist ihre deutliche Abneigung gegenüber Fisch. Fisch ist ein normaler Bestandteil der Ernährung in diesem Alter, und es ist leicht herauszufinden, ob sie Fisch mögen. Die meisten dieser *Graphites*-Kinder haben eine ausgeprägte Abneigung gegenüber Fisch.

Wenn man Kinder mit chronischer Otitis, chronischen Absonderungen bei einer alten Perforation des Trommelfells, möglicherweise mit einem Ekzem des äußeren Ohres betrachtet, muss ein weiteres Arzneimittel berücksichtigt werden, nämlich Capsicum.

Capsicum

Das typische *Capsicum*-Kind ist wiederum ein dickes, ziemlich faules, ein wenig eigensinniges Kind, welches sehr unbeholfen in seinen Bewegungen ist – ich habe niemals ein geschicktes *Capsicum*-Kind gesehen. Meistens haben sie ziemlich rötliche Wangen, aber das ist nicht gleichbleibend.

Sie können ganz ähnlich wie das *Graphites*-Kind blass sein und erröten.

Sie sind meistens sehr vergesslich. Wenn sie auf einen Botengang geschickt werden, kommen sie ohne das zurück, weswegen sie losgeschickt worden waren. Es handelt sich teilweise um mangelnde Aufmerksamkeit. Sie sind immer empfindlich, leicht beleidigt, leicht verärgert.

Ein seltsames Merkmal der *Capsicum*-Kinder ist die merkwürdige Abneigung dagegen, weg von zu Hause zu sein. Ich denke, es hat teilweise mit ihrem Gefühl zu tun, nicht geschätzt zu werden, teilweise auch mit ihrer Empfindlichkeit und teilweise mit ihrer Faulheit – sie müssen sich anstrengen, wenn sie weg von zu Hause sind, sie müssen mehr oder weniger liebenswürdig sein, und zu Hause sind sie sehr häufig recht unangenehm.

Die *Capsicum*-Kinder sind immer ziemlich träge. Sie sind langsam beim Lernen in der Schule, und ihr Gedächtnis ist schlecht.

Diese Kinder neigen zu lokaler Hyperämie. Bei einem typischen *Capsicum*-Kind mit milden Ohrenschmerzen ist das gesamte äußere Ohr leuchtend rot. Bei einem *Capsicum*-Kind mit Rheumatismus ist üblicherweise das eine oder andere Gelenk betroffen, mit einer lokalisierten Rötung über dem betroffenen Gebiet.

Ein *Capsicum*-Kind mit einer Erkältung bekommt deutlich vergrößerte Mandeln, die sehr hyperämisch sind – leuchtend rot –, und das Kind jammert über brennende Hitze im Mund mit starkem Durst.

Ein auffälliges Symptom, das man manchmal bei diesen Kindern mit Halsentzündung bei deutlichem Hitzegefühl im Hals findet, ist, dass das Kind stark errötet, mürrisch, schlaflos und durstig ist. Es verlangt nach kalten Getränken und zittert dennoch nach dem Kalttrinken. Dies wurde wiederholt bei einem Kind beobachtet, das eine Halsentzündung hatte und deutliche Symptome einer Mastoiditis entwickelte.

Wenn bei einem *Capsicum*-Kind das Mastoid betroffen ist – und *Capsicum* ist wahrscheinlich das am häufigsten angezeigte Arzneimittel bei Mastoiditis –, besteht immer eine deutliche Empfindlichkeit über dem Processus mastoideus und eine Rötung auf der Hautoberfläche, lange bevor sich die Mastoiditis voll entwickelt hat.

Eine der Schwierigkeiten bei diesen Fällen von Mastoiditis ist, dass das Kind gewöhnlich nachts in Zorn gerät, extrem reizbar, schlaflos, sorgenvoll wird, und die Mutter nichts mit ihm machen kann. Es ist eigensinnig wie ein Maultier. Die Mutter lässt den Arzt holen, man muss das Kind dann bei künstlichem Licht untersuchen und kann die Rötung aber nicht sehen.

Wieder und wieder habe ich diese *Capsicum*-Kinder in der Nacht gesehen und konnte die Rötung überhaupt nicht ausmachen, aber am nächsten Morgen bei Tageslicht war sie völlig offensichtlich.

Verbunden mit der Empfindlichkeit über dem Bereich des Mastoids ist eine allgemeine Überempfindlichkeit der *Capsicum*-Kinder. Sie sind empfindlich gegenüber Geräuschen und Berührung und haben einen sehr empfindlichen Geschmackssinn.

Bei der Mehrzahl dieser Kinder mit akuten Erkrankungen besteht eine Reizung der Harnwege. Es kann sich um eine akute Zystitis mit brennenden Schmerzen, sowie heftigen, reizenden Schmerzen beim Harnlassen handeln. Es ist immer derselbe, brennende Schmerzcharakter. Aber auch ohne die akute Zystitis besteht bei der Mehrzahl der akuten Erkrankungen eine Reizung der Harnwege, die immer von brennenden Schmerzen begleitet ist.

Die meisten Kinder, die *Capsicum* benötigen, sind also unbeholfen, rotbackig, ziemlich träge, haben eine chronische Heiserkeit und akute Halsentzündungen in der Vorgeschichte – nicht Mandelentzündungen, nur akute Halsentzündungen. Sehr oft haben sie vorübergehende Anfälle von Ohrenschmerzen, welche nicht bis zum Einbeziehen des Mastoids fort-schreiten.

Das nächste Hautmittel bei Kindern ist *Psorinum*.

Psorinum

Psorinum-Kinder sind häufig anzutreffen. Die Mehrzahl ist eher dünn als dick. Es sind immer kränkliche Kinder, sie haben sehr wenig Widerstandskraft, sind durch jede Anstrengung körperlich und geistig leicht erschöpft und unter Druck schnell geistig verwirrt. Sie sind ziemlich niedergeschlagene, hoffnungslose Jungen, und wie alle Kinder, die nicht auf der Höhe sind, werden sie verdrießlich und reizbar.

Sie sehen kränklich aus, schmutzig und ungewaschen. Ein *Psorinum*-Kind hat fast immer irgendeine Pustel irgendwo auf dem Körper. Die Haut des Kindes ist sehr rau und trocken. Beim *Psorinum*-Jugendlichen ist sie viel häufiger fettig. Aber ob beim Kind oder beim Jugendlichen, bei Anstrengung neigen *Psorinum*-Burschen zum Schwitzen, und sie wirken immer kränklich und riechen schlecht.

Der Zustand der Haut bei *Psorinum* ähnelt der Haut von *Graphites*. Es besteht eine Tendenz zur Entwicklung von Fissuren an den Händen und in den Falten, aber dort finden sich nicht die honigartigen Absonderungen wie bei *Graphites*. Die Absonderungen sind wässrig oder eitrig und immer übelriechend.

Bei allen Hautzuständen von Psorinum besteht eine starke Reizung. Viele dieser Kinder leiden höchste Qualen, weil sie sehr fröstelig sind, die Kälte als sehr unangenehm empfinden und nicht vertragen. Sie haben eine stark juckende Haut und werden nahezu wahnsinnig vom Tragen wollener Wäsche.

Psorinum-Kinder mit ihrer schmutzig aussehenden, grauen, rauen Haut vertragen das Waschen schlecht. Die Reizung der Haut wird dadurch beträchtlich erhöht.

Die meisten *Psorinum*-Kinder haben trotz ihrer Magerkeit abnormalen Appetit. Eine der Konstanten der *Psorinum*-Kinder ist, dass jeder Mangel an Essen heftige Kopfschmerzen zur Folge hat, sehr oft eine deutliche Migräne.

Bei einem typischen *Psorinum*-Kind mit empfindlicher Haut besteht eine heftige Reizung der Haut, und das Kind kratzt sein Gesicht, bis es blutet. Zwischen den Kratzern befindet sich ein ungesunder, pustulöser Ausschlag, sehr oft verbunden mit einer generalisierten Blepharitis.

Im akuten Zustand ähnelt dies dem *Graphites*-Kind, aber es ist viel intensiver als bei *Graphites*, häufig mit leicht nach auswärts gedrehten Augenlidern, was fast wie rohes Fleisch aussieht. Das Kind kratzt sich am ganzen Körper, und wiederum findet sich derselbe eitrige Zustand der Haut.

Die gleiche Art von Ausschlägen kommt auf der Kopfhaut vor. *Psorinum*-Kinder sind niemals friedlich, sie reiben ständig ihren Kopf gegen das Kopfkissen. Es findet sich außerdem eine gelbe, eitrige Absonderung aus der Nase, welche die Oberlippe wund macht, und häufig eine eitrige, faulig riechende Otorrhoe.

Diesen gereizten Zustand der Haut deckt nur *Psorinum* ab, obwohl man versucht sein könnte, alle möglichen anderen Arzneien zu verschreiben.

Bei Heuschnupfen, verbunden mit der typischen Absonderung aus der Nase, ist *Psorinum* das am häufigsten heilende Arzneimittel, wenn es im symptomfreien Intervall verabreicht wird. Es besteht eine sehr ähnliche Überempfindlichkeit der Schleimhäute und der Hautoberfläche der *Psorinum*-Kinder, und eine Gabe der Arznei im Frühling wird den Heuschnupfen auf Dauer auslöschen. Es hilft nicht während des akuten Zustands, aber eine Gabe, im Frühling verabreicht, bevor die Heuschnupfen-Saison beginnt, kann den Heuschnupfen völlig unterbrechen. *Psorinum*-Kinder haben eine Verschlimmerung im Frühjahr.

Es gibt zwei weitere, häufig angezeigte Arzneien, die bei Hautausschlägen berücksichtigt werden müssen. Zuerst *Antimonium crudum*, dann *Petroleum*, da die *Antimonium-crudum*-Kinder mit Hautausschlägen dieselbe, ausgeprägte Verschlimmerung durch Waschen haben wie die *Petroleum*-Kinder.

Antimonium crudum

Antimonium-crudum-Kinder sind sehr interessant. Sie sind immer dick, übergewichtig und gewöhnlich blass. Sie haben eine sehr ausgeprägte Neigung zu einer Rötung um die Augen herum und zu feuchten Hautausschlägen hinter den Ohren.

Geistig sind sie interessant, weil ein so augenscheinlicher Widerspruch besteht. Sie sind reizbare Kinder, übellaunig, und sie werden immer schlechter gelaunt, je mehr Aufmerksamkeit sie bekommen. Diese Kinder schreien, wenn sie jemand anschaut, und je mehr man versucht, sie zu besänftigen, desto schlimmer werden sie.

Das *Antimonium-crudum*-Kind leidet unter Pavor nocturnus. Es ist verärgert und gereizt. Je mehr die Mutter versucht, sich um das Kind zu kümmern, desto schlimmer wird sein Zustand. Wenn man mit ihm auf- und abgeht, gerät es beinahe außer sich.

Im Gegensatz dazu sind es sehr leicht zu beeindruckende Kinder, empfindlich und leicht verstimmt. Durch emotionalen Druck brechen sie schnell in Tränen aus, wenn ihre Gefühle stark berührt werden. Unter Druck werden sie außerdem blass und leicht ohnmächtig.

Antimonium-crudum-Kinder mit Hautausschlägen neigen dazu, sehr große, krustige, übelriechende Ausschläge zu entwickeln – die typische, krustige Impetigo, die man bei Kindern im Gesicht sieht. Mit *Antimonium crudum* klären sich mehr Fälle von Impetigo als mit jedem anderen Arzneimittel in der Materia medica. Bei Erwachsenen ist dies ebenso, neun von zehn Fällen von akuter Impetigo werden mit *Antimonium crudum* geheilt.

Alle Hautausschläge verschlimmern sich außerordentlich durch die Anwendung von Wasser in jeder Form. Durch

Strahlungswärme entzünden sie sich stark und werden sehr schmerzhaft.

Antimonium-crudum-Kinder sind sehr unbeholfen, machen sehr ruckartige Bewegungen und können eine echte Chorea haben.

Sie leiden an Warzen auf den Fingern. Sie haben entweder eine oder zwei kleine oder auch Massen von Warzen, die gewöhnlich flach und nicht sehr schmerzhaft sind. Verbunden mit der Anfälligkeit für Warzen haben diese Antimonium-crudum-Kinder eine Neigung zu deformierten Nägeln, die verdickt und ungesund aussehen.

Zwei weitere, konstant vorhandene Merkmale bei Antimonium-crudum-Kindern sollen erwähnt werden. Erstens neigen sie sehr leicht dazu, Verdauungsstörungen durch alles Saure zu bekommen, saures Obst oder saure Getränke. Zweitens haben sie eine weiche, schlaffe, belegte Zunge, gewöhnlich mit einem weißen Belag. Sie sieht aus wie die für Mercurius typische Zunge mit weißem Belag.

Die hervorstechenden Punkte von Antimonium crudum sind, was die Hautzustände anbelangt, denen von Petroleum nicht unähnlich.

Petroleum

Die Mehrzahl der Kinder mit Hinweisen auf Petroleum ist eher dünn als dick. Verbunden mit der Gewichtsabnahme hat das typische Petroleum-Kind einen sehr guten Appetit, und es ist zwischen den Mahlzeiten sehr oft hungrig.

Petroleum-Kinder sind genauso reizbar wie die Antimonium-crudum-Kinder, aber aus einem ganz anderen Grund. Sie sind viel streitsüchtiger und leicht beleidigt. Die Kinder sind häufig geistig ziemlich aufgeweckt, aber faul in der Schule, möchten nicht arbeiten, sind unaufmerksam und vergesslich.

Meistens sind sie geräuschempfindlich, und jedes plötzliche, laute Geräusch, das sie nicht kennen, verängstigt sie. In Menschenmengen werden sie schnell nervös. Sie sind genauso empfindlich gegenüber Kälte wie *Antimonium-crudum-* oder *Psorinum*-Kinder.

Oft gibt es beim *Petroleum*-Kind Anzeichen von Hautausschlägen. Der häufigste ist ein Ausschlag auf der Hinterseite der Ohrmuscheln, mit tiefen Rissen, aus denen eine gelbliche, wässrige Flüssigkeit heraussickert. Sehr häufig reißen diese Risse auf und bluten.

Die gleiche Art von Rissen kann beim *Petroleum*-Kind aber an jeder Stelle erscheinen, besonders in den Hautfalten, an den Mundwinkeln und um die Nasenlöcher herum. Sehr häufig befinden sich ähnliche Risse um den Anus herum, in den Leisten oder in den Axillen. Die heraussickernde Flüssigkeit bildet dicke Krusten, die immer sehr empfindlich sind.

Fast alle Hautausschläge bei *Petroleum* jucken. Sie sind während des Tages stärker gereizt als nachts, was manchmal eine Hilfe ist, um sie von Hautausschlägen bei *Sulphur* zu unterscheiden.

Petroleum-Kinder erkälten sich sehr schnell und haben eine akute Verstopfung der Nase mit einem wundmachenden Ausfluss, einer Tendenz der Nase zu verkrusten, empfindlich zu werden und zu bluten. Sehr oft bilden sich die Krusten an der Oberlippe und um die Nasenflügel herum.

Gleichzeitig mit diesen Absonderungen aus der Nase besteht auch eine Taubheit mit akuten Schmerzen im Ohr und einem Gefühl, als ob die Eustachische Röhre verlegt sei. Die Kinder haben häufig eine Otitis, mit derselben Art wässrigen, gelben Ausflusses und sehr ausgeprägter Rötung des äußeren Ohres. Es handelt sich um einen akuten, ekzematösen Zustand mit Reizung und Blutungsneigung.

Der Juckreiz zeigt sich auch in Form von stark juckenden Augen. Häufig besteht eine Blepharitis mit geröteten Rändern und Rissen am inneren Augenwinkel, außerdem einer Entzündung, die sich über den Tränenkanal hinab ausbreitet – es kann sich sogar ein Abszess im Tränensack entwickeln. Im Tränenkanal bildet sich Eiter. Ein wundmachendes Sekret fließt am Rande des Nasenflügels herab, welcher rau wird und blutet. Dieser Zustand wird von einer akuten Konjunktivitis begleitet.

Gleichzeitig mit dem Entzündungsprozess in Hals und Nase haben die *Petroleum*-Kinder häufig vergrößerte, submaxilläre Lymphknoten.

Ein weiteres, sehr häufig vorkommendes Symptom bei *Petroleum*-Kindern ist eine Blasenreizung in der Vorgeschichte. Häufig handelt es sich um eine Enuresis, viel häufiger aber um eine akute Reizung. Es kann eine akute Zystitis sein, mit demselben Gefühl von Wundsein und beißenden Schmerzen.

Ein anderes, sehr häufig vorkommendes Merkmal bei *Petroleum*-Kindern ist, dass sie nach Kälteexposition eine akute Abdominalkolik und Durchfall entwickeln können. Während des Durchfalls besteht um den Anus herum und am Perineum immer eine Entzündung, mit einem brennenden, roten, wunden Hautausschlag.

Bei kaltem Wetter kann die Haut der Hände rissig werden, besonders an den Fingerspitzen. Diese Risse sind sehr empfindlich und sehr schmerzhaft bei Berührung. Sie haben tiefe Fissuren, die aufbrechen und leicht bluten können.

Alle diese Kinder haben die für *Petroleum* typische Verschlimmerung durch Bewegung, d.h. sie werden eisenbahnkrank und seekrank. Wenn das Kind zu etwas gedrängt wird, ist es sehr anfällig für starke Hinterkopfschmerzen. Diese Hinterkopfschmerzen kommen eher selten bei geistiger Anstrengung vor. Sie sind eher schwierig zu behandeln, aber *Petroleum* hilft in diesem Fall manchmal.

In Fällen von Seekrankheit liegt bei *Petroleum*-Kindern fast immer dieser Hinterkopfschmerz zusammen mit der Seekrankheit vor, die *Tabacum*-Kinder hingegen haben keine Kopfschmerzen. Dies ist wichtig, wenn Zweifel besteht, ob *Petroleum* oder *Tabacum*, das andere gängige Arzneimittel für Seekrankheit, angezeigt ist.

Seekrankheit mit Hinterkopfschmerz erfordert jedesmal *Petroleum*. Bei der prophylaktischen Behandlung der Seekrankheit ist es sehr schwierig, sich zwischen *Tabacum* und *Petroleum* zu entscheiden, aber der Hinterkopfschmerz weist auf *Petroleum* hin.

Es gibt zahlreiche weitere Arzneimittel für bestimmte Hautzustände bei Kindern, aber diese sind die allerhäufigsten. Es besteht die Möglichkeit von *Sulphur*, weil es fast unwillkürlich bei Hautleiden angezeigt ist. Es ist aber besser, *Sulphur* in die nächste Gruppe einzuordnen.

4. Gruppe („warmblütig")

Pulsatilla

Die Gruppe der „warmblütigen" Kinderkonstitutionstypen wird angeführt von Pulsatilla, das bei diesem Konstitutionstyp das am häufigsten angezeigte Arzneimittel ist.

Das Erscheinungsbild der Pulsatilla-Kinder ist sehr typisch. Es finden sich zwei Hauptkonstitutionstypen. Es gibt einen sehr kleinen, zierlichen Konstitutionstyp mit zarter Haut, zartem Haar, labilem Kreislauf, der durch jede Gemütserregung leicht errötet und anschließend sehr oft blass wird. Er ist ausgesprochen schüchtern, empfindlich, immer liebevoll, leicht zu handhaben und immer sehr aufgeschlossen.

Der andere Pulsatilla-Konstitutionstyp ist viel dicker, hat deutlich mehr Farbe, hat gewöhnlich eher dunkleres Haar, ist etwas träger in der Reaktion, neigt stärker zum Weinen, statt aufgeweckt und fröhlich zu sein wie der kleinere, zierlichere Konstitutionstyp. Er fordert Aufmerksamkeit, ohne sie besonders zu erwidern, und will immer noch etwas mehr.

Wenn man ein Bild klar vor Augen hat, neigt man dazu, das andere zu vergessen. Das Merkmal, das bei beiden Konstitutionstypen häufig vorkommt, ist die Reaktion auf Temperaturen. Alle Pulsatilla-Kinder sind hitzeempfindlich, erlahmen bei heißem Wetter, verlieren ihre Lebhaftigkeit, ihren Glanz und ihre Energie.

Sie hängen herum, werden entweder weinerlich oder reizbar und bekommen leicht Verdauungsstörungen. Einen plötzlichen Kälteeinbruch in einer heißen Periode vertragen sie aber noch schlechter – d.h. sie leiden oft an heftiger Übelkeit oder an Durchfall, wenn sie bei heißem Wetter abgekühlt werden.

Sie neigen dazu, Zystitis oder Ohrenschmerzen zu bekommen. Plötzliches Abkühlen bei heißem Wetter verursacht ihre Beschwerden. Während sie bei heißem Wetter im allgemeinen erlahmen, werden ihre akuten Krankheitszustände viel häufiger durch Abkühlen hervorgerufen. Auf die gleiche Weise schadet es ihnen, wenn sie bei heißem Wetter Eis essen. Dieses Merkmal ist ebenso wie die bekannte, für *Pulsatilla* typische Verschlimmerung durch zu fette Speisen sehr häufig.

Manchmal übersieht man einen Fall wegen der seltsamen Reaktionen während einer Fieberattacke. Die *Pulsatilla*-Kinder bekommen heftige Erkältungen im Kopfbereich, heftigen Schnupfen, dabei zittern und frösteln sie sehr.

Während des Schnupfens besteht ein leichter Magenkatarrh, ein Gefühl der Übelkeit, und die Kinder können sogar erbrechen.

Obwohl sie frieren, ist ihr Gefühl der Blockade im Kopf an der frischen Luft besser, dagegen schlimmer in einem stickigen Raum. Bei einer Erkältung gibt es bei *Pulsatilla* immer eine milde Absonderung.

Die Kinder bekommen leicht eine Konjunktivitis. Bei der für *Pulsatilla* typischen Konjunktivitis sind die Augen allerdings sehr empfindlich gegenüber kalter Zugluft und tränen reichlich an der frischen Luft. Gewöhnlich besteht eine deutliche Photophobie mit Jucken der Augenlider. *Pulsatilla*-Kinder neigen zu Gerstenkörnern, die eher das untere als das obere Lid betreffen.

Ein weiteres Symptom kann manchmal bei *Pulsatilla* hilfreich sein. Bei Ohrenschmerzen, die sehr stark sind und gewöhnlich durch Kälteexposition ausgelöst werden, entsteht ein sehr heftiger Schmerz, der sich über eine ganze Gesichtshälfte bis in den Hals erstreckt.

Wenn der Zustand etwas weiter fortgeschritten ist, besteht ein Gefühl, als ob etwas aus dem Ohr herausplatzen würde, als ob etwas genau durch das Trommelfell hindurch drücken würde. Ein weiteres Symptom ist die Besserung durch Kälte – die Ohrenschmerzen werden besser durch kalte Anwendungen.

Pulsatilla-Kinder sind tagsüber sehr häufig müde, reizbar und schläfrig und werden lebhafter, wenn der Tag voranschreitet. Sie neigen dazu, die für Pulsatilla typische Nervosität bei Sonnenuntergang zu bekommen. Dies entspricht der bei Pulsatilla üblichen Verschlimmerung bei Sonnenuntergang.

Sie werden zur Schlafenszeit hin sehr lebhaft und schlafen nur langsam ein. Wenn sie einmal schlafen, neigen sie zu Alpträumen und Pavor nocturnus. Üblicherweise handeln die Träume von Streit und Kampf. Nicht unbedingt werden die Kinder im Traum von einem schwarzen Hund gejagt, wie es für Pulsatilla sonst typisch ist, es handelt sich aber immer um etwas Beunruhigendes und Furchterregendes. Die meisten dieser Pulsatilla-Kinder haben Angst im Dunkeln, Angst, alleingelassen zu werden, wie man es bei einem schüchternen, nervösen Kinderkonstitutionstyp erwarten würde.

Wenn diese Kinder vor dem Schlafengehen im Dunkeln Geistergeschichten anhören, ruft dies fast immer Pavor nocturnus hervor. Man kann sicher sein, dass das Pulsatilla-Kind Alpträume davon bekommt.

Ein weiterer, nützlicher Hinweis ist, dass diesen Kindern sehr leicht schwindelig wird, wenn sie an etwas Hohem hinaufschauen. Das einzige andere Arzneimittel, das ich kenne, bei dem dies so ausgeprägt ist, ist Argentum nitricum, welches eine Verschlimmerung beim Herunterschauen hat, aber auch eine Verschlimmerung beim Hinaufschauen. Dies ist aber wesentlich ausgeprägter bei Pulsatilla.

Das Pulsatilla-Kind liegt oft mit den Händen über dem Kopf da. Dies ist ein nützlicher Hinweis, obwohl er keineswegs regelmäßig vorkommt.

Kali sulphuricum

Wenn man das heißblütige Kind des Pulsatilla-Konstitutionstyps betrachtet, muss man als nächstes zwischen Pulsatilla und Kali sulphuricum differenzieren. Kent sagt, dass Kali sulphuricum lediglich einen gesteigerten Zustand von *Pulsatilla* darstellt. Ich denke, dem ist nicht so.

Die Reaktionen auf Temperaturen bei *Kali sulphuricum* sind identisch mit denen von *Pulsatilla*. Das Kind ist hitzeempfindlich und erlahmt bei heißem Wetter. Es kann eine stickige Atmosphäre nicht ertragen, sein Zustand bessert sich an der frischen Luft. Es neigt zu Trägheit, wenn es ruhig gehalten wird und bessert sich beim Herumbewegen. Es zeigt eine Verschlechterung durch fettes Essen und verträgt keine plötzlichen Wetterveränderungen. Aber es gibt einen klaren Unterschied.

Das *Kali-sulphuricum*-Kind ist viel schlaffer als das *Pulsatilla*-Kind und kommt sicherlich weniger dem dünnen, zarten *Pulsatilla*-Konstitutionstyp als dem trägen, schwereren *Pulsatilla*-Konstitutionstyp nahe. Seine Muskeln sind schlaff, es ist durch Anstrengung der Muskeln leicht erschöpft. Es neigt eher dazu herumzusitzen und hat im allgemeinen eine viel trägere Reaktion.

Das *Kali-sulphuricum*-Kind ist eigensinniger als das typische *Pulsatilla*-Kind. Das *Pulsatilla*-Kind kann reizbar sein, es kann wütend aufbrausen, dieser Zustand ist aber gleich wieder vorbei. Das *Kali-sulphuricum*-Kind ist viel eigensinniger.

Auch die *Pulsatilla*-Kinder sind schüchtern, aber die *Kali-sulphuricum*-Kinder haben einen viel stärkeren Mangel an Selbstvertrauen – es ist keine echte Schüchternheit. Sie sind faul, sie arbeiten nicht gerne und haben nicht den Eifer und das Interesse der *Pulsatilla*-Kinder.

Die *Kali-sulphuricum*-Kinder sind nicht aufgeweckt, sie erschöpfen durch geistige Anstrengung, wohingegen die *Pulsatilla*-Kinder sehr häufig aufgeweckt und scharfsinnig sind und gut in der Schule zurecht kommen.

Es besteht eine gewisse Ähnlichkeit, denn sie sind beide nervös, haben Angst vor dem Dunkeln, sind sehr leicht eingeschüchtert und werden durch fremde Geräusche und Umgebungen leicht erschreckt.

Das typische Kali-sulphuricum-Kind ist kränklicher als das typische Pulsatilla-Kind. Das Pulsatilla-Kind ist nicht unbedingt kräftig, aber das Kali-sulphuricum-Kind hat weniger Farbe, und wenn es errötet, findet sich viel eher eine umschriebene Rötung an den Wangen als eine veränderliche Blutzirkulation wie bei Pulsatilla.

Ein weiteres Symptom, das eher auf Kali sulphuricum als auf Pulsatilla hinweist, ist eine gelb belegte Zunge bei fast allen Kali-sulphuricum-Kindern, insbesondere an der Zungenwurzel, obwohl der Belag sich auf die ganze Zunge ausbreiten kann.

Ein anderer, hilfreicher Punkt ist ein kleiner Unterschied in der Art der Absonderungen. Die typische Absonderung bei Pulsatilla ist dickflüssig, rahmig und nicht wundmachend. Die typischen Absonderungen bei Kali sulphuricum sind viel wässriger, zäher, gelblicher.

Was die Anfälligkeit gegenüber tatsächlichen, akuten Erkrankungen betrifft, wird Pulsatilla häufiger bei akutem Magenkatarrh, akuter Gastritis, akuten Koliken und Durchfall gebraucht. Wenn die Gastritis bei einem Pulsatilla-Kind aber in eine Gelbsucht übergegangen ist, passt Kali sulphuricum besser als Pulsatilla.

Bei einem Pulsatilla-Kind, das sich erkältet und eine Bronchitis entwickelt hat, die in eine Bronchopneumonie mit den üblichen Hinweisen auf Pulsatilla übergegangen ist (Verschlimmerung in stickigen Räumen, Erleichterung durch Frischluft, Erstickungsgefühl, möglicherweise Stimmverlust, sehr trockener Mund ohne großen Durst, mit einem gelblichen, wässrigen Speichel, und wahrscheinlich Verschattungen im Röntgenbild meist im Bereich des linken Unterlappens der Lunge), ist die Reaktion auf Kali sulphuricum besser als auf Pulsatilla.

Bei einem Pulsatilla-Kind, das an einem Keuchhusten mit viel Rasseln in der Brust leidet und die üblichen Modalitäten von Pulsatilla zeigt, wirkt Kali sulphuricum besser als Pulsatilla.

Das ist es vielleicht, was Kent meint, wenn er sagt, *Kali sulphuricum* sei ein gesteigerter Zustand von *Pulsatilla* – bei diesen akuten Zuständen sind die Symptome sehr ähnlich, und dennoch, je schwerwiegender der Zustand ist, desto deutlicher sind die Hinweise auf *Kali sulphuricum*.

Manchmal ist es hilfreich zu wissen, dass das schwere Pulsatilla-Kind dazu neigt, zur *Sulphur*-Konstitution überzugehen, hingegen das zartere Pulsatilla-Kind viel eher fröstelt und zu *Silicea* oder *Phosphorus* übergeht.

Üblicherweise gebe ich *Pulsatilla* bei chronischen Fällen in einer tiefen Potenz. Es sind meistens empfindliche Kinder, und wenn man den empfindlichen Konstitutionstyp behandelt, möchte man keine hohe Potenz geben. Wenn man den schwerfälligen Konstitutionstyp behandelt, wähle ich eine höhere Potenz, aber bei einem empfindlichen Konstitutionstyp wie *Pulsatilla* blühen die Kinder bereits nach einer 30. Potenz auf. Bei *Phosphorus* ist es genauso, *Phosphorus*-Kinder reagieren wunderschön auf tiefere Potenzen.

Sehr gute Resultate habe ich mit *Antimonium crudum* in 12. Potenz, dreimal täglich über zwei Tage, bei Impetigo erzielt. Bei *Calcarea carbonica* oder *Graphites* würde ich jedesmal eine Hochpotenz geben – 200 oder höher, da man es mit unempfindlichen Konstitutionstypen zu tun hat.

Sulphur

Bezogen auf Kinder gibt es zwei unterschiedliche *Sulphur*-Konstitutionstypen. Der häufigste entspricht einem recht gut genährten, gut gewachsenen Kind, immer mit einem ziemlich großen Kopf. Die Kinder sind gewöhnlich von recht schwerem Körperbau und eher ungeschickt und schwerfällig in ihren Bewegungen.

Sie haben sehr grobes, kräftiges Haar von immer heller Farbe. Ihre Haut neigt zur Rauheit, sie wird rau in kaltem Wind, und sie schwitzen leicht. Sie haben oft rote Extremitäten, rote Hände und sehr häufig rote Füße. Sie haben immer sehr rote Lippen, sehr oft rote Ohren, und die Lidränder werden schnell rot.

Eine der Ausnahmen bezüglich des groben Haars ist, dass dieser Sulphur-Konstitutionstyp sehr häufig schwach entwickelte Augenbrauen hat. Sie haben wiederholte Anfälle von Blepharitis, sie haben krustige Hautausschläge um die Augenlider herum, an welchen sie herumgezupft und gekratzt haben. Folglich sind die Augenbrauen eher unterentwickelt und dürr.

Der andere Sulphur-Konstitutionstyp ist gewöhnlich dünn, hat einen ziemlich großen Kopf, aber eher Storchenbeine, sehr häufig mit einem dicklichen Abdomen, einen recht schwach entwickeltem Brustkorb, sehr häufig nicht besonders viel Farbe. Er ist blasser und hat eine deutlich rauere Haut.

Dieser Konstitutionstyp hat eine trockenere, gröbere Haut, mit einer sehr ausgeprägten Neigung der Haut, sich zu spalten und beim Entblößen einzureißen, und das Kind ist insgesamt eher armselig. Es sieht heruntergekommener aus, hat weniger Vitalität, ermüdet leichter und hat immer eine schlechte Haltung.

Die schwereren Sulphur-Konstitutionstypen haben viel mehr Biss. Sie neigen dazu, streitsüchtig, ungeduldig, ziemlich kritisch, nörgelnd, missvergnügt und oft allgemein unzufrieden zu sein. Oft glauben sie, nicht anständig behandelt und unterschätzt zu werden.

Sie sind faul, aber es ist häufig sehr schwer zu sagen, ob es sich dabei um echte Faulheit handelt oder um einen Mangel an Widerstandskraft, da sie bei Anstrengung tatsächlich ermüden. Sie haben eine große Abscheu gegen Einmischung. Sie glauben zu wissen, wie die Dinge zu tun sind, sie wissen, was sie wollen und wehren sich heftig gegen Einmischung der Eltern. Sie glauben, eine bessere Figur zu machen, wenn sie alleine gelassen werden.

Der dünne Sulphur-Konstitutionstyp ist viel eher unglücklich und bedrückt. Die Kinder haben viel weniger Vitalität und viel weniger Biss. Es besteht dieselbe Art von Zurückweisung gegenüber äußerer Einmischung, wenn sie sich auch anders zeigt. Diese dünnen *Sulphur*-Kinder weinen schnell, und jeder Versuch, sie zu trösten, kann sie ärgern. Sie werden sich gegen einen wenden.

Die dünnen *Sulphur*-Kinder haben sogar noch weniger Widerstandskraft als die dicken, sie sind noch leichter erschöpft und, wie alle *Sulphur*-Patienten, können sie auch nicht für kürzeste Zeit stehen. Für gewöhnlich stehen sie schlecht, und wenn sie stehen bleiben müssen, brechen sie zusammen.

Ein herausragendes Charakteristikum aller *Sulphur*-Patienten, ob Kinder oder Erwachsene, ist ihr großer Appetit − es macht keinen Unterschied, ob sie dick oder dünn sind. Was ihren Appetit angeht, haben sie klare Vorlieben und Abneigungen.

Alle *Sulphur*-Patienten haben ein Verlangen für Dinge mit einem deutlichen Geschmack. Sie mögen stark gewürzte, scharfe Speisen und haben ein ausgeprägtes Verlangen nach Süßigkeiten.

Gelegentlich wird ein *Sulphur*-Patient nach Salz verlangen, aber es ist nicht wirklich ein Verlangen nach Salz, sondern viel mehr nach etwas mit Geschmack. Ein anderer Punkt bei *Sulphur*-Kindern ist, dass sie ein fast pervertiertes Verlangen nach außergewöhnlichen Speisen haben. Ein ungewöhnliches Gericht, das das durchschnittliche Kind nicht mag, wird das *Sulphur*-Kind mit Genuss essen.

Ein weiteres, konstant vorhandenes Merkmal sowohl bei Kindern als auch bei Erwachsenen ist, dass sie nach dem Essen immer sehr träge sind. Sie werden schwer und schläfrig, sie möchten sich hinlegen und sind gereizt, wenn sie gestört werden.

Ein sehr nützlicher Fingerzeig bei *Sulphur*-Kindern ist, dass sie leicht Verdauungsstörungen durch Milch bekommen. Dem kleinen *Sulphur*-Säugling wird sehr oft übel, und er kann von der Milch Durchfall und Erbrechen bekommen. Diese deutliche Verschlimmerung durch Milch wird häufig übersehen.

Das nächste Merkmal, welches konstant bei allen Sulphur-Patienten vorhanden ist, ist die Reizung der Haut. Die meisten Sulphur-Patienten haben irgendwo eine gereizte Haut, und das ist charakteristisch. Der Zustand der Haut wird sehr stark durch jede Form von Wärme verschlechtert, in warmen Räumen, im warmen Bett, in der warmen Sonne, durch warme Kleidung. All das verursacht bei Sulphur diese Reizung.

Wenn die Hautreizung vorhanden ist, fühlen sich die Kinder deutlich wohler und bekommen manchmal ein bestimmtes, freudiges Gefühl durch Kratzen. Gelegentlich erleichtert das Kratzen die Reizung. Dieser Zustand neigt immer dazu, nachts wesentlich schlimmer zu sein, ganz abgesehen von der Wärme.

Wenn sie sich tagsüber herumbewegen, sie aktiv und beschäftigt sind, stört sie die Hautreizung nicht besonders. Wenn sie aber am Abend oder in der Nacht ruhen, wird die Hautreizung schlimmer und sehr viel störender.

Sulphur kann praktisch jeden Hautausschlag zeigen, der in der Dermatologie bekannt ist. Der Punkt, der ihn als einen für Sulphur typischen Ausschlag charakterisiert, ist die Reaktion auf Temperaturen und die Tatsache, dass er immer gereizt ist. Es handelt sich um eine intensive Hautreizung, die sie nicht in Ruhe lassen können. Sie beschreiben es auf mehrere Arten – juckend, mit dem Gefühl, als ob Tiere über die Haut kriechen, mit einem Gefühl wie von Brennesseln, mit jeder Beschreibung, die zu einer starken Hautreizung passt.

Zusätzlich zu der allgemeinen Reizbarkeit der Hautoberfläche neigen diese Kinder dazu, eine sehr ausgeprägte Reizung aller Körperöffnungen zu bekommen – Nase, Ohren, Mund, Urethra, Anus. Jede Körperöffnung kann mit Blut überfüllt, rot und heiß sein und jucken.

Die Kinder neigen dazu, bei allen akuten oder chronischen Zuständen eine rot belegte Zunge zu haben, mit einer sehr roten Zungenspitze, sehr häufig mit einem roten Rand an den Seiten, nicht unähnlich der Zunge bei *Rhus toxicodendron*. Die meisten dieser *Sulphur*-Patienten haben einen trockenen, heißen Mund, und sie sind durstig. Dies trifft mehr bei akuten Krankheitszuständen als bei chronischen zu.

Ein weiterer Punkt ist manchmal hilfreich bei *Sulphur*-Kindern. Der Zustand der *Sulphur*-Patienten wird immer durch Hitze verschlechtert, aber man neigt zu vergessen, dass *Sulphur*-Patienten eine labile Wärmeregulation haben. Sie bekommen sehr leicht – natürlich unter Fieber – Hitzewallungen und auch Kälteschauer.

Sehr häufig wird ihnen extrem warm, sie bekommen Schweißausbrüche und zittern – ein sehr ähnlicher Zustand wie bei *Mercurius solubilis*. Wenn sie zugedeckt werden, wird ihnen heiß und sehr unbehaglich. Wenn sie aber abgedeckt werden, fühlen sie einen Luftzug auf der Haut und frieren sofort. Man sollte *Sulphur* aber auch nicht übersehen, wenn das Kind nicht die ganze Zeit abgedeckt werden möchte.

Ein weiteres, konstantes Merkmal bei *Sulphur*-Patienten – unabhängig vom Krankheitszustand, ob es sich um einen Hautauschlag, um Rheumatismus oder um Bauchbeschwerden handelt – ist die Verschlimmerung durch Baden. *Sulphur*-Kinder sehen fast immer schmutzig aus.

Einige Kinder können auf den ersten Blick *Calcarea*-Kindern nicht unähnlich erscheinen, d.h. sie sind schwerfällig, haben große Köpfe, sind eher blass mit einer Neigung zu erröten, haben ziemlich dicke Bäuche und sind ungeschickt. Aber sie frösteln nicht wie *Calcarea*-Kinder, sie sind warmblütig, und sie haben eine ausgesprochene Neigung, auf der ganzen Stirn Mitesser zu entwickeln.

Diese Kinder entsprechen fast immer dem *Sulphur*-Konstitutionstyp. Sie haben blassere Lippen als das durchschnittliche *Sulphur*-Kind, aber man sollte, besonders wenn Mitesser über die ganze Stirn ausgebreitet sind, immer an die Möglichkeit denken, dass das Kind einem Sulphur-Konstitutionstyp entspricht.

Ein weiterer Widerspruch, der manchmal bei Sulphur-Kindern gefunden wird, betrifft Bereiche mit gestörter Temperaturregulation. Sie haben einen heißen Kopf und kalte Hände, oder heiße Hände und kalte Füße, oder heiße Füße und einen kalten Kopf – sehr häufig einen kalten, feuchten Kopf. Sie haben lokale genauso wie allgemeine Verteilungsstörungen von Hitze und Kälte. Ein Kind mit kalten Füßen schließt nicht automatisch Sulphur aus, weil das Kind die Füße nicht aus dem Bett streckt.

Typisch für Sulphur-Patienten ist ihre Trägheit. Sie fühlen sich besser bei Anstrengung, wenn sie angeregt werden und wenn sie sich bewegen. Manche Sulphur-Patienten können sehr lethargische, träge, uninteressante Menschen sein. Wenn sie aber in der passenden Gesellschaft sind, wachen sie auf, sind geistreich, und man würde sie nicht als dieselben Menschen wiedererkennen.

Das gleiche findet sich bei Sulphur-Kindern. Wenn sie schlecht behandelt werden, sind sie träge, schwerfällig, verdrießlich und reizbar. Wenn sie aber richtig behandelt werden, können sie aufgeweckt, interessant, freundlich und sehr oft geistreich sein. Manche Sulphur-Kinder haben eine höchst erstaunliche Sprachbeherrschung.

Ein ziemlich konstantes Charakteristikum aller Sulphur-Kinder ist ihre Verstopfung. Die Mehrzahl der Sulphur-Kinder leidet in gewissem Grad an Verstopfung, die manchmal schwerwiegend sein kann. Damit verbunden ist ein vergrößertes Abdomen, häufig eine Vergrößerung der Leber, abnormer Appetit, Schläfrigkeit nach dem Essen und eine sehr ausgeprägte Neigung zu plötzlichen Koliken.

Das bisher Gesagte bezieht sich mehr auf den schwereren Sulphur-Konstitutionstyp. Der dünnere Konstitutionstyp bekommt eher akute Erkrankungen mit den gewöhnlichen Sulphur-Modalitäten, d.h. Durchfall, der sich meist früh am

Morgen einstellt, irgendwann nach 4 Uhr morgens. Der Stuhlgang ist immer übelriechend.

Das andere, konstante Charakteristikum bei *Sulphur* ist ein übler Geruch. Absonderungen, Hautausschläge und Schweiß riechen schlecht, und das *Sulphur*-Kind ist sehr schwer sauber und gesund zu bekommen.

Ein anderes, häufiges Merkmal von *Sulphur*-Kindern ist, dass sie tagsüber oft schwerfällig, lethargisch und schläfrig und in der Nacht völlig schlaflos sind. Außerdem können sie die fürchterlichsten Alpträume bekommen. Diese sind vom Wesen her nicht gleichbleibend, aber das Kind fürchtet sich immer sehr. Sehr häufig hat es große Angst vor Feuer oder etwas ähnlichem.

Es gibt ein weiteres Symptom, das gelegentlich bei einem *Sulphur*-Kind vorkommt. Es ist abends ziemlich lebhaft und schläft langsam ein. Wenn es dann einschläft, wacht es kurz danach wieder mit Lachanfällen auf. Es ist ein seltsames Symptom und kommt immer bei *Sulphur*-Kindern vor. Außerdem werden sie um 11 Uhr vormittags hungrig. Allen *Sulphur*-Kindern wird schnell flau, sie bekommen leicht Kopfweh und ermüden, wenn sie auf ihr Essen warten müssen.

So gut wie alle akuten Erkrankungen, an denen sie leiden, werden begleitet von irgendeiner Hautreizung. *Sulphur* ist gewöhnlich bei akuten Gerstenkörnern mit intensiver Reizung der Lidränder angezeigt. Die Lider sind sehr heiß und brennen, sie werden durch Hitze und insbesondere durch Baden verschlimmert – sie beißen und stechen, wenn die Augen gebadet werden.

Bei chronischen Nasenabsonderungen gibt es normalerweise Hinweise auf *Sulphur*. Bei diesen Kindern mit Absonderungen aus der Nase besteht immer derselbe, für Sulphur typische Gestank. Die Absonderungen sind immer wundmachend. Es besteht eine Rötung mit intensiver Reizung um die Nase herum, wodurch die Kinder ständig daran herumzupfen, bis es rau wird und blutet.

Sulphur-Kinder bekommen oft chronische Tonsillitis, einen tief geröteten Hals mit starker Schwellung, der sich sehr heiß anfühlt, mit sehr übelriechendem Atem. Die meisten *Sulphur*-Kinder mit Tonsillitis neigen dazu, große Mengen an Lymphknoten am Hals zu bekommen – mehr als bei der üblichen Lymphknotenschwellung bei Tonsillitis. Außerdem breitet sich die Schwellung oft aus und bezieht die submandibulären Lymphknoten mit ein. Die Tonsillitis wird von unregelmäßiger Hitze und Kälte, Schüttelfrost, Schweißausbrüchen und Durst auf kaltes Wasser begleitet.

Hinweise auf *Sulphur* gibt es auch bei chronischen Krankheitszuständen, chronischer Otorrhoe, mit den Charakteristika von *Sulphur*, den wundmachenden, übelriechenden Absonderungen, Rötung um das äußere Ohr herum und intensiver Reizung, der Verschlimmerung jeglichen Schmerzes durch heiße Anwendungen, insbesondere durch heiße Umschläge.

Krankheitszustände der Brust variieren bei *Sulphur*-Kindern von milder Bronchitis bis hin zu akuter Pneumonie. Wiederum sind gewisse Merkmale konstant vorhanden, nämlich eine Neigung zu Hitzewallungen und Schweißausbrüchen, sehr häufig gelegentlich auftretender Schüttelfrost, sehr häufig brennende Extremitäten und ein sehr deutlicher, starker Geruch um das Kind herum.

Es gibt ein konstantes Merkmal, das bei allen Krankheitszuständen der Brust bei *Sulphur* vorkommt. Es handelt sich um eine sehr ausgeprägte Empfindlichkeit gegenüber Sauerstoffmangel – die Kinder ertragen keine muffige Atmosphäre, sie verlangen nach reichlich Luft, und dennoch frösteln sie bei Zugluft. Diese Störung findet sich häufiger auf der linken Seite der Brust als auf der rechten, aber der Unterschied ist zu gering, um von großer Wichtigkeit zu sein.

Sulphur ist eines der am häufigsten angezeigten Arzneimittel bei Gelbsucht der Kinder – akuter, katarrhalischer Gelbsucht – insbesondere mit der deutlichen Unverträglichkeit gegenüber Milch, die *Sulphur* bei akuten Krankheitszuständen hat, mit intensiver Hautreizung, einem Gefühl brennender Hitze auf der Hautoberfläche, sehr häufig mit Koliken und häufigen, akuten Durchfällen. Ein für *Sulphur* typischer Durchfall ruft wundmachende Absonderungen, Rötung und Wundsein um das Gesäß herum hervor, intensive Reizung und Kratzen.

Ein Patient vom dünnen *Sulphur*-Konstitutionstyp leidet häufig unter akuten, rheumatischen Krankheitszuständen mit den üblichen Charakteristika – unregelmäßigem Schweiß, Hitzegefühl, Durst, roter Zungenspitze. Der tatsächliche, schmerzhafte Zustand wird durch Hitze verschlimmert und durch Kälte deutlich besser. Er wird viel besser durch Bewegung, obwohl er zu Beginn der Bewegung schmerzhafter ist. Es kann auch möglich sein, dass der Anfall in der Vorgeschichte durch Baden, entweder im Meer oder im Schwimmbad, herbeigeführt worden ist.

Das Verlangen nach Fett ist bei Kindern sehr unterschiedlich. Bei Erwachsenen ist es sehr häufig, die meisten *Sulphur*-Erwachsenen verlangen nach Fett beispielsweise in Form von heißem Roastbeef. Bei Kindern kommt dies keineswegs so regelmäßig vor. Manche mögen kein Fett. Wenn sie es mögen, ist es hilfreich, aber es kommt keineswegs regelmäßig vor. Manche Erwachsene mögen es ebenfalls nicht.

Butter hat überhaupt nichts mit dem Verlangen nach Fett zu tun. Die Mehrzahl der *Pulsatilla*-Patienten mit einer deutlichen Abneigung gegenüber Fett mögen Butter und Sahne, aber sie mögen kein Fett aus Fleisch und insbesondere kein heißes Fett. Viele *Pulsatilla*-Patienten essen Fett kalt, aber nicht heiß. Allerdings mögen die meisten *Pulsatilla*-Patienten Butter, sehr häufig in großen Mengen.

Eine Schweißneigung kommt regelmäßig beim dickeren *Sulphur*-Konstitutionstyp vor. Die dünneren Konstitutionstypen haben gewöhnlich eine trockene, raue Haut und neigen nicht zum Schwitzen.

Ein weiteres Merkmal kann manchmal eine Hilfe sein. Sulphur-Kinder können sich extrem an ihrem Besitz erfreuen. Das Spielzeug des Sulphur-Kindes ist das beste, das es gibt, und die Familie des Sulphur-Kindes ist überhaupt die beste. Sie besitzen außerdem einen erstaunlichen Sinn für Geld. Ein ziemlich kleines Kind hat einen sehr ausgeprägten Sinn für den Wert des Geldes.

Bei Urtikaria ist Sulphur nicht annähernd so oft angezeigt, wie es verwendet wird. Bei Urtikaria der Kinder aber ist es sehr häufig angezeigt, insbesondere wenn Verdauungsstörungen dabei sind. Kinder reagieren auf jede Potenz gut. Die meisten Sulphur-Kinder reagieren sehr gut auf die 30. oder 200. Potenz.

Thuja

Wir fahren mit Arzneimitteln vom Pulsatilla-Konstitutionstyp fort, bei denen es sich in der Mehrzahl um warmblütige Arzneien handelt. Wir behandeln nun ein weiteres Arzneimittel, das immer mit Pulsatilla verbunden wird, und zwar Thuja, obwohl es ein frösteliges Arzneimittel ist.

Es ist etwas schwierig, die geistigen Eigenschaften des typischen Thuja-Kindes zu beschreiben, weil die Mehrzahl der hervorstechenden Fälle ein Element geistiger Behinderung enthalten. Bei vielen Thuja-Kindern bestand eine gewisse geistige Behinderung. Einige waren lediglich etwas zurückgeblieben, andere tatsächlich behindert.

Bei einigen liegt eine offensichtliche hypophysäre Dysfunktion vor, und dies erhellt die Idee von Thuja. Es gibt aber auch Thuja-Kinder, die nicht geistig behindert sind und keine hypophysäre Dysfunktion bekommen haben. Dieser Kindertypus ähnelt in der Reaktion sehr dem Pulsatilla-Kind.

Das hervorstechende Charakteristikum des Thuja-Kindes ist seine Empfindlichkeit, besonders die Empfindlichkeit gegenüber Menschen. Es reagiert auf jede Freundlichkeit, es ist gewissenhaft in dem, was es tut, und es wird emotional leicht durcheinandergebracht. Und hier kommt der erste, wichtige Hinweis. Thuja-Kinder haben eine eigentümliche Empfindlichkeit gegenüber Musik. Dies ist eine der Eigenschaften, die gewöhnlich mit geistig behinderten Kindern verbunden wird.

Achtzig Prozent aller geistig behinderten Kinder, die ich behandelt habe, waren ungewöhnlich empfindlich gegenüber Musik, viel empfindlicher als ein durchschnittliches Kind. Und sogar beim normalen Kind mit Indikationen für Thuja findet sich diese emotionale Empfindlichkeit für Musik. Sie werden von ihr bewegt, sie können sogar weinen. Verbunden mit dieser emotionalen Störung sind Thuja-Kinder traurig und niedergeschlagen, sehr ähnlich der Depression bei Pulsatilla.

Die Thuja-Kinder, auch die geistig behinderten, sind erstaunlicherweise gewissenhaft. Sehr oft sind sie empfindlich gegenüber Bewegung, sehr oft autokrank. Ein weiteres Symptom stellt einen seltsamen Widerspruch dar, der häufig bei einem ganz lebhaften, aktiven Kind gefunden wird. Die Kinder sind offenbar sehr interessiert, und dennoch stocken sie seltsam beim Sprechen, haben Schwierigkeiten beim Finden der gewünschten Wörter oder beim Aussprechen derselben.

Sehr oft vermitteln die Schwierigkeiten beim Sprechen den Eindruck, das Kind sei mit der geistigen Entwicklung zurück. Es ist aber nicht wirklich langsam, es sucht nur nach Worten. Dies kann bis zu einer deutlichen Abneigung gegen das Sprechen fortschreiten. Sie sind eher ruhig und erscheinen recht schwerfällig.

Die Mehrheit der Thuja-Kinder liegt eher unter als über der durchschnittlichen Körperlänge, viele sind sehr klein und zart gebaut. Thuja passt zu blonden und dunkelhaarigen Kindern gleich gut. Ein deutliches Element ist, dass sie umso wacher zu werden scheinen, je aktiver sie sind. Wenn sie hingesetzt werden, werden sie träge, schwerfällig und niedergeschlagen, jede Aktivität hingegen belebt sie geistig.

Ein weiteres, häufiges Merkmal bei vielen *Thuja*-Kindern ist eine ausgeprägte Fehlentwicklung der Zähne mit unregelmäßiger Zahnung und sehr früher Entstehung von Karies. Der Zahnschmelz ist an manchen Stellen schadhaft.

Thuja-Kinder sind kälteempfindlich, obwohl es ihnen meistens an der frischen Luft besser geht. Sie sind sehr empfindlich gegenüber Feuchtigkeit, und morgens geht es ihnen oft deutlich schlechter.

Die meisten *Thuja*-Kinder schwitzen bei Anstrengung. Sogar wenn sie sich nicht anstrengen, haben sie meistens eine ziemlich fettige Haut. Diese wird häufiger beim dunkelhaarigen als beim blonden Konstitutionstyp beobachtet. Manche blonden *Thuja*-Kinder haben eine ziemlich zarte Haut und sehr häufig eine Lanugobehaarung auf der Haut, insbesondere auf dem Rücken.

Thuja-Kinder halten geistiger Anstrengung nicht gut stand. Sie bekommen unter Belastung und durch Übermüdung und Übererregung typische, akute, neuralgische Kopfschmerzen. Der entscheidende Punkt bei diesen neuralgischen Kopfschmerzen ist, dass sie sehr häufig nur ganz bestimmte Gebiete betreffen, die extrem schmerzhaft und sehr oft besonders empfindlich sind.

Diese Kinder neigen zu chronischen, katarrhalischen Kopfschmerzen. Sie haben eine dickflüssige, eitrige, gelblich-grüne Nasenabsonderung, möglicherweise mit Krusten in der Nase und Bluten. Sie neigen zu chronischer Otitis media und können eine Mastoiditis mit sehr schweren und lokalisierten Schmerzen und Empfindlichkeit im Bereich des Mastoids entwickeln. Wenn sie alt genug sind, werden sie von einem Gefühl berichten, als ob etwas in den Processus mastoideus gebohrt worden sei.

Ein anderes, häufiges Merkmal der *Thuja*-Kinder ist eine schlechte Verdauung. Das typische Bild eines Kindes mit hypophysärer Störung mit einem Hängebauch ist ein extremes Beispiel. Diese Kinder entwickeln leicht einen chronisch gereizten Blinddarm.

Häufig findet sich ein voller, schwammiger Blinddarm in der rechten Fossa iliaca, und in der Vorgeschichte finden sich wiederkehrende, akute Durchfälle. Die Durchfälle sind sehr charakteristisch. Sie bestehen aus blassen, schmierigen, fast fettigen Stühlen. Diese werden immer mit vielen Blähungen abgesetzt. Die Anfälle werden von starkem Gluckern im Abdomen begleitet.

Sehr häufig haben diese Kinder eine Vorgeschichte mit Haufen von Warzen. Bei *Thuja* sind die Warzen weich und bluten sehr leicht beim Anfassen. Wenn sie einen Stoß bekommen, kann die Oberfläche aufbrechen und bluten.

Thuja-Patienten schwitzen an den unbedeckten Körperstellen. Ein etwa zwölfjähriges Mädchen wurde zur Untersuchung entkleidet, und der Schweiß strömte von ihm, als seine Kleider entfernt wurden. Es schwitzte überhaupt nicht, wenn es bedeckt war. Gelegentlich findet man dieses seltsame Symptom, nämlich beim Entkleiden zu schwitzen, aber gewöhnlich frösteln und zittern *Thuja*-Kinder beim Entkleiden.

Ein Fall war von Interesse, weil ein ziemlich kleines Kind wenig Knochenanlagen in den Muskeln hatte. Mit *Thuja* ging es ihm sehr gut. Der erste Fingerzeig auf *Thuja* war das merkwürdige Schwitzen beim Entkleiden.

Das andere, konstante Merkmal bei *Thuja*-Kindern ist ihre merkwürdige Anfälligkeit gegenüber Zwiebeln. Sie bekommen leicht Magenverstimmungen und akuten Durchfall durch den Genuss von gekochten oder rohen Zwiebeln. Ein weiteres, häufiges Symptom kann, auch wenn es nicht bei kleinen Kindern anzutreffen ist, bei Jugendlichen auftreten. Sie bekommen schnell akute Verdauungsstörungen durch Teegenuss.

Eine Vorgeschichte mit Impfungen ist ebenso eine große Hilfe, wenn man sich für *Thuja* entscheiden will.

Bromium

Das nächste, häufige, warmblütige Arzneimittel ist *Bromium*. Es ist eines der Arzneimittel, das sehr oft übersehen wird. Der typische Bromium-Patient ist gewöhnlich zu dick, hellhäutig, blond, und die Mehrzahl der Patienten sind freundliche, fröhliche, glückliche Menschen.

Dann gibt es Widersprüche. Die fröhlichen, glücklichen, freundlichen Patienten werden sehr leicht aus der Fassung gebracht. Dann erröten sie sehr häufig und erklären, dass sie ein Gefühl von Hitze und Spannung im Kopf bekämen.

Am Abend, sehr genau um die für *Pulsatilla* typische Tageszeit, werden sie nervös, ängstlich und sehr oft eingeschüchtert. Sie laufen nicht gerne im Dunkeln nach Hause, haben das Gefühl, jemand würde ihnen folgen und fürchten sich – sehr ähnlich dem Symptom bei *Pulsatilla*. Sie sehen den Pulsatilla-Kindern nicht unähnlich, und gelegentlich sind die Anfälle von Niedergeschlagenheit beim Bromium-Patienten ähnlich denen von *Pulsatilla*. Aber Bromium-Patienten haben eine viel mildere Depression, vielmehr einen melancholischen Ausdruck als einen akuten Tränenausbruch wie bei *Pulsatilla*.

Der Bromium-Patient ist eher dick und blond und neigt zu Ansammlungen von Furunkeln, entweder als Akne im Gesicht oder auf den Schultern, und ein Jugendlicher, der Bromium benötigt, hat immer irgendwo einige Stellen mit Akne.

Es gibt weitere Symptome, die denen bei *Pulsatilla* sehr ähneln. Die Kinder sind sehr hitzeempfindlich, fühlen sich in der Sonne und in einem heißen Raum deutlich unwohl. Bei Bewegung und Anstrengung geht es ihnen besser, ebenso an der frischen Luft.

Im Gegensatz zu *Pulsatilla* geht es dem Bromium-Patient viel besser nach dem Essen, der typische Pulsatilla-Patient dagegen fühlt sich nach einer Mahlzeit überladen. Ein weiterer Gegensatz ist ihre Empfindlichkeit gegenüber Zugluft, obwohl sie sich an der frischen Luft besser fühlen

Die Mehrzahl der Bromium-Patienten entspricht zwei Konstitutionstypen, der eine mit chronischem Katarrh der oberen Luftwege, der andere mit dem typischen, akuten Heuschnupfen.

Der erste Konstitutionstyp entspricht einem Kind mit chronischer Tonsillenhypertrophie. Es sind nicht die Kinder, die zu rezidivierenden Halsentzündungen neigen, sondern diejenigen mit vergrößerten, fibrösen Tonsillen und häufig einer allgemeinen Vergrößerung der submandibulären Lymphknoten. Die Lymphknoten neigen zur Verhärtung und lösen sich schlecht auf.

Mit den chronisch vergrößerten Tonsillen neigen die Kinder zu akuten Katarrhen mit Ausbreitung in die Nebenhöhlen. Bei *Bromium*-Patienten sind die Stirnhöhlen häufiger als die Kieferhöhlen betroffen. Wenn die Stirnhöhlen mit einbezogen sind, klagen die Patienten über intensive Schmerzen, Völlegefühl und ein Gefühl der Schwellung an der Nasenwurzel.

Die Nase fühlt sich vollgepfropft an, und es besteht eine dickflüssige, gelbe, eitrige Absonderung. Wenn die Nase heftig geputzt wird, ist das Sekret schnell blutbefleckt. Ein weiteres Merkmal dieses Konstitutionstyps ist eine verdickte, entzündete, gerötete Oberlippe.

Gelegentlich wird eines dieser Kinder einen sehr starken Kruppanfall bekommen, mit Kitzelgefühl im Kehlkopf. Der sehr heftige Krupphusten schreitet fast bis zum Ersticken voran und wird durch kalte Getränke gebessert. Sie können über ein Druck- oder Einengungsgefühl des Halses klagen, und der Kehlkopf ist in diesen Fällen gewöhnlich sehr berührungsempfindlich. Es kann auch die für *Bromium* typische heisere Stimme vorhanden sein.

Bromium ist nützlich für dicke, warmblütige Kinder mit hypertrophen Tonsillen, die meist ungefähr im Juni den ersten Heuschnupfenanfall bekommen. Beim *Bromium*-Kind tritt dies eher später auf als bei vielen anderen. Manche beginnen Mitte Mai, aber die *Bromium*-Kinder fangen damit nicht vor Juni an. Das hervorstechende Charakteristikum des Heuschnupfens bei *Bromium* ist eine extreme Überempfindlichkeit der Schleimhäute. Während der Reizperiode ruft Staub jeder Art einen akuten Anfall hervor.

Ein kleiner Junge hatte einen für Bromium typischen Heuschnupfen, und wenn er ein Zimmer betrat, das staubig war, bekam er sofort einen heftigen Anfall, ganz abgesehen von jeder Exposition gegenüber Reizstoffen draußen. Wenige Gaben von Bromium haben es komplett unterbrochen.

Diese Bromium-Kinder mit Heuschnupfen können auch typische Asthmaanfälle entwickeln. Sie bekommen sehr plötzliche, krampfartige Anfälle mit extremem Beengungsgefühl der Brust, und extremen Schwierigkeiten beim Schlucken. Ein weiterer Punkt ist, dass ihr Asthma am Meer, obwohl ihr augenscheinlicher Heuschnupfen nicht völlig abklingt, vollkommen verschwindet.

Es gibt einen weiteren, ähnlichen Konstitutionstyp, bei dem Bromium sehr nützlich ist. Das Kind ist dick, es hat Probleme mit den Tonsillen, es ist hitzeempfindlich und neigt zu Trägheit. Zusätzlich bestehen generalisierte, rheumatische Schmerzen, eine Art muskulärer Rheumatismus. Sie haben oft Herzerkrankungen, und zwar eher einen schlecht arbeitenden Herzmuskel als einen echten Herzklappendefekt. Bei einigen Fällen dieses Kinderkonstitutionstyps besteht aber eine deutliche Herzmuskelhypertrophie. Diese Kinder haben mit Bromium tatsächlich große Fortschritte gemacht.

Das gleichbleibende Merkmal in all diesen Fällen ist das Beengungsgefühl in der Brust, ein Gefühl von Enge oder Einschnürung über dem Herzen. Ein weiteres, konstantes Symptom ist, dass das Beengungsgefühl sich entwickelt hat, wenn die Patienten Wind ausgesetzt waren. Es besteht auch eine Empfindlichkeit gegenüber Zugluft, die insbesondere bei Bromium-Patienten mit Herzbeschwerden wahrnehmbar ist.

Iodium

Die Mehrzahl der Iodium-Kinder ist dunkelhaarig, ziemlich dunkelhäutig und äußerst ruhelos. Es sind dünne Kinder, niemals ruhig, immer in Bewegung, umherwandernd, zappelnd, unruhig. Dies ist ein hervorstechendes Merkmal dieser Kinder.

Bei der Befragung wird der Arzt hören, dass diese Kinder reizbar sind, und ihre Reizbarkeit ist charakteristisch. Sie können völlig zufrieden mit anderen Kindern spielen und dann plötzlich, anscheinend ohne Grund, in Gewalttätigkeit ausbrechen. Sehr häufig spielen sie völlig zufrieden mit einem Bruder oder einer Schwester, und plötzlich nehmen sie etwas und schlagen sie.

Es ist diese plötzliche, impulsive Reizbarkeit, welche das typische geistige Charakteristikum von Iodium darstellt. Nach einem solchen Anfall von Reizbarkeit ist das Kind sehr oft extrem niedergeschlagen, nicht weinerlich, sondern nur still und deprimiert, und es verliert das Interesse an den Dingen.

Diese Kinder haben gewöhnlich sehr großen Appetit. Sie sind sehr hungrig bei und zwischen den Mahlzeiten. Sie sind äußerst erschöpft, wenn sie zu lange ohne Mahlzeit sind und neigen sehr zu Kopfschmerzen durch Hunger. Obwohl diese Kinder gut essen, können sie niemals dick werden. Sie bleiben dünn und können sogar Gewicht verlieren.

Iodium-Kinder sind sehr empfindlich gegenüber Hitze jeder Art, warmen Räumen, Sonne, Feuer, heißen Bädern. Hitze in jeder Form verschlimmert den Zustand des typischen Iodium-Kindes.

Die Iodium-Kinder haben häufig eine inaktive Haut. Sie bekommen akute Infektionen der Nase mit einer Tendenz zur Ausbreitung in die Stirnhöhlen. Bei einem solchen Anfall bestehen wundmachende, wässrige Absonderungen und ein Verstopfungsgefühl an der Nasenwurzel. Oft findet sich eine echte Schwellung an der Nasenwurzel, und sie ist empfindlich gegen Druck.

Häufig findet sich während des Schnupfens eine heiße Absonderung, eine Neigung zu Niesen und mit der Absonderung immer sehr wässrige Augen. Es kann eine Vorgeschichte mit wiederholten Anfällen dieser Art geben, gefolgt von der Entwicklung einer typisch asthmatischen Atmung. Bei diesen dünnen Kindern mit gutem Appetit, mit dieser Vorgeschichte und mit Asthma, welches deutlich an der frischen Luft gebessert wird, ist Iodium oft angezeigt.

Iodium-Kinder mit dieser Art der sich ausbreitenden, katarrhalischen Infektion entwickeln häufig einen gewissen Grad an Schwerhörigkeit, was normalerweise mit einem chronischen Tubenkatarrh verbunden ist.

Ein weiteres Merkmal der Iodium-Kinder mit derartigen katarrhalischen Infektionen ist eine Mitbeteiligung des Kehlkopfs. Sie sind sehr häufig heiser und haben einen schmerzhaften Larynx, der druckempfindlich ist. Bei einer Laryngitis neigen sie zu akuten Kruppanfällen, die extrem schmerzhaft sind. Eine der Unterscheidungsmerkmale dieser Kruppanfälle ist, dass das Kind sehr heiß wird und eine äußerst heiße, trockene Haut hat.

Sehr häufig ist das Kind während dieser Kruppanfälle von Angst erfüllt. Diese Anfälle könnten fälschlicherweise für Kruppanfälle gehalten werden, wie sie bei *Arsenicum* vorkommen. Es besteht das gleiche Hitzegefühl, das gleiche Brennen im Kehlkopf, die gleiche Art von Ruhelosigkeit und Angst. Das Kind ist sehr oft verängstigt, und es findet sich die gleiche Art von Erstickungsgefühl. Aber das *Arsenicum*-Kind fröstelt, wohingegen dem Iodium-Kind heiß ist und es nach Luft verlangt. Das *Arsenicum*-Kind schwitzt leicht, das Iodium-Kind wird trocken und heiß sein.

Iodium-Kinder haben alle möglichen Bauchbeschwerden. Die meisten davon sind mit sehr typischen Durchfällen verbunden, mit sehr schaumigen, fettigen, weißlichen Stühlen. Diese können auch mit vergrößerten Mesenteriallymphknoten verbunden sein. Sie können ohne deutliche Veränderung der Blutwerte mit einer allgemeinen Vergrößerung von Leber und Milz einhergehen oder mit deutlicher Dysfunktion des Pankreas und den typischen pankreatischen Fettstühlen. Es kann auch eine Glukosurie vorhanden sein.

Die dunkelhäutigen Iodium-Kinder mit den hellroten Wangen bekommen sehr leicht rheumatische Symptome. Es ist gewöhnlich ein akuter Rheumatismus mit heftigen

Schmerzen, die durch Bewegung erleichtert werden und sich durch Hitze wesentlich verschlimmern. Die Schmerzen sind üblicherweise von ziemlich scharfem und stechendem Charakter. Es kann eine Perikarditis mit sehr akuten, scharfen Schmerzen im Perikard vorhanden sein.

Ein Symptom bei Fällen mit Perikardbeteiligung steht anscheinend im Widerspruch zu der herkömmlichen Ruhelosigkeit und der Erleichterung durch Bewegung bei Iodium. Die Brustschmerzen werden durch Bewegen verschlimmert. Die Schmerzen dauern an und werden durch Bewegung noch heftiger.

Die dunkelhäutigen Patienten mit rotem Gesicht, die niedergeschlagen sind und scharfe, stechende Schmerzen haben, welche durch Bewegung besser werden, sind sehr leicht mit Bryonia-Patienten zu verwechseln. Beide verschlechtern sich durch Hitze, aber beim Iodium-Patient findet sich nicht die für Bryonia typische Zunge und nicht regelhaft der starke Durst. Die meisten Bryonia-Patienten sind träger und schwerfälliger, die Iodium-Patienten hingegen geistig reger. Bei Bryonia-Patienten besteht üblicherweise eine vollständige Abneigung gegen alle Speisen. Bei Iodium-Patienten beobachtet man sehr häufig einen überraschend großen Hunger sogar bei akuten Krankheitszuständen.

Es gibt eine gewisse Ähnlichkeit zwischen dem Iodium-Kind und dem Bromium-Kind, aber es handelt sich um einen völlig anderen Konstitutionstyp. Die diversen Symptome sind sehr ähnlich, aber sobald der Kinderkonstitutionstyp erkannt wurde, ist es nicht mehr möglich, sie zu verwechseln. Iodium kann leicht mit Sulphur verwechselt werden, aber es besteht weder die gleiche Reizbarkeit der Haut noch der starke Juckreiz wie beim Sulphur-Konstitutionstyp.

Ein weiteres Merkmal von Iodium, das sehr häufig bei Fällen mit rheumatischen Beschwerden angetroffen wird, ist eine Vorgeschichte mit akutem Durchfall, der einem akuten Rheumatismus unmittelbar vorausgeht.

Abrotanum

Das klinische Bild des kleinen *Abrotanum*-Säuglings ist charakteristisch für die angeborene Pylorusstenose. Das Kind ist abgemagert, mit einer dehydrierten, runzeligen Haut, die, wenn sie zusammengedrückt wird, nicht wieder in ihren normalen Zustand zurückkehrt. Es hat einen übermäßigen Appetit, weil es alle seine Speisen erbricht, und es ist die ganze Zeit hungrig. Es hat einen verhältnismäßig dicken Bauch und spindeldürre Beine, es ist immer mürrisch und übellaunig, weil es ausgehungert ist. Es ist gewöhnlich fröstelig, es ist sehr oft empfindlich, wenn es angefasst wird und empfindlich gegenüber Berührung.

Bei den *Abrotanum*-Säuglingen kommt es nicht selten zu einer Verzögerung bei der Heilung des Nabels, nachdem die Nabelschnur abgefallen ist – aus Mangel an Vitalität und Mangel an Ernährung. Mehrere Fälle mit Pylorusstenose oder Pylorospasmus haben sich mit *Abrotanum* vollkommen erholt. Ein anderes Kind hatte eine Pylorusstenose. Alle Symptome verschwanden nach der Gabe von *Abrotanum* für einen Zeitraum von vier Wochen, es bekam aber einen Rückfall und wurde schließlich operiert. Es hatte eine typische Pylorusstenose und hat sich vollständig erholt. Ob die anderen Kinder tatsächlich einen Spasmus hatten oder eine echte Stenose, ist nicht bekannt, aber drei Kinder mit der Diagnose einer Pylorusstenose haben sich mit *Abrotanum* erholt.

Ein älterer Konstitutionstyp eines *Abrotanum*-Kindes entspricht einem hungrigen Kind mit übermäßigem Appetit. Wiederum handelt es sich um ein dünnes Kind. Es hat ständig eine Neigung zu rezidivierenden Durchfällen. Dies sind gewöhnlich Durchfälle, die mit rheumatischen Beschwerden abwechseln. Sie sind immer mit einem gewissen Grad an mangelhafter Koordination, Ungeschicklichkeit, Tremor und üblicherweise einem Taubheitsgefühl in den Händen, Füßen oder Beinen verbunden.

Dem Kind kann kein wertvolles Porzellan anvertraut werden, da es dies umstoßen oder fallenlassen würde. Der Zustand grenzt an eine Chorea. Die Kinder sind üblicherweise ziemlich verdrießlich und schlecht gelaunt, und sehr häufig haben sie einen merkwürdig grausamen Zug in ihrer Veranlagung. Die Kinder sind deutlich fröstelig. Ihr Zustand wird durch Kälte und durch Feuchtigkeit verschlechtert. Ihre rheumatischen Schmerzen sind außerdem meist nachts wesentlich schlimmer als tagsüber.

Fluoricum acidum

Das letzte in der Gruppe der heißblütigen Arzneimittel ist *Fluoricum acidum*. Die Mehrzahl der *Fluoricum-acidum*-Patienten, sowohl Kinder als auch Erwachsene, sind blond und haben eine helle Haut. Auf den ersten Blick sehen sie den *Silicea*-Kindern nicht unähnlich. Sie sind dünn, untergewichtig, haben gewöhnlich eher zarte Knochen und ein zartes Skelett.

Ähnlich wie die *Silicea*-Kinder sind sie nachgiebig, zeigen aber keinerlei Reizbarkeit. Sie sind sehr oft äußerst geduldig. Im Gegensatz zu den meisten Arzneien in der Materia medica haben sie häufig eine bemerkenswerte Lebensfreude und finden das Leben tatsächlich sehr angenehm. Recht einfache Dinge scheinen ihnen übermäßig viel Freude zu bereiten. Dies ist der normale, friedvolle Zustand.

Geistig sind sie den *Silicea*-Kindern nicht unähnlich, da sie durch geistige Konzentration sehr leicht müde werden. Die Folge sind Kopfschmerzen oder geistige Erschöpfung in der Schule. Die Kinder sind beim Bücherstudium nicht besonders lebhaft.

Ein überraschendes Merkmal der *Fluoricum-acidum*-Kinderkonstitutionstypen ist, dass sie leicht sinnlosen und blinden Hass auf die eine oder andere Person in der Schule entwickeln können. Dies ist ein sonderbarer Unterschied zu der Veranlagung eines gewöhnlichen Kindes, was bemerkenswert ist. Auf Erwachsene trifft es ebenso zu.

Anders als die *Silicea*-Kinder geht es ihnen durch körperliche Anstrengung besser. Sport tut ihnen gut, dadurch werden sie wach und fühlen sich besser. Das *Silicea*-Kind wird davon ermüden. Wenn sie eine gewisse Zeit lang stehen müssen, werden sie wie die *Silicea*-Kinder ohnmächtig, bekommen Kopfschmerzen und ermüden sehr. Wiederum haben sie, anders als die *Silicea*-Kinder, gewöhnlich einen guten Appetit und werden hungrig zwischen den Mahlzeiten, mit Hungerkopfschmerz.

Ziemlich viele dieser *Fluoricum-acidum*-Kinder benötigen in der Schule mitten am Vormittag Zwischenmahlzeiten, andernfalls endet der Vormittag mit Kopfschmerzen. Sie wachen mitten in der Nacht hungrig auf und können solange nicht schlafen, bis sie etwas zu essen haben. Trotz der Menge an Essen, die sie zu sich nehmen, sind sie immer noch ziemlich dünn. Viele *Fluoricum-acidum*-Kinder sind aber nicht besonders dünn oder untergewichtig. Ihr Konstitutionstyp ist klein und zart, aber nicht deutlich untergewichtig.

Mit ihrem großen Appetit haben sie ein Verlangen nach stark gewürzten Speisen. Es spielt keine große Rolle, was es ist, solange es einen würzigen Geschmack hat.

Alle *Fluoricum-acidum*-Patienten sind hitzeempfindlich. Ihr Zustand verschlechtert sich in heißen Räumen, durch die Sonne, durch zu viele Kleider und zu viele Bettdecken in der Nacht. Ein *Fluoricum-acidum*-Kind, das mit leichten Kopfschmerzen, einem gerötetem Gesicht und stark erhitzt von der Schule nachhause kommt, kann seine Kopfschmerzen sehr oft loswerden, indem es seinen Kopf in eine Wanne kalten Wassers taucht oder das Gesicht mit kaltem Wasser wäscht.

Ein weiteres Merkmal der *Fluoricum-acidum*-Kinder ist, dass sie Kopfschmerzen bekommen, wenn sie vollkommen verstopft sind. Diese Kinder bekommen auch die für *Fluoricum acidum* typischen Kopfschmerzen, wenn es ihnen nicht möglich ist, das Klassenzimmer zum Urinieren zu verlassen. Wiederum handelt es sich um dieselbe Art von kongestiven Kopfschmerzen.

Manche dieser *Fluoricum-acidum*-Kinder haben das zarte Haar, welches für *Silicea*-Kinder typisch ist, aber mit einer Tendenz zu fleckigen, kahlen Stellen, ohne das tatsächliche Vorliegen einer Hauterkrankung. Es handelt sich mehr um fleckige Stellen mit Ausdünnung der Haare als um tatsächliche Kahlheit.

Ein weiteres Merkmal der *Fluoricum-acidum*-Kinder ist eine sehr fehlerhafte Zahnentwicklung, sehr wenig Zahnschmelz, schnell verfallende Zähne und sehr häufig Zahnwurzelabszesse. *Fluoricum-acidum*-Kinder haben selten eine wirklich gesunde Zahnbildung. In Verbindung damit ist das andere, wichtige Charakteristikum zu sehen, nämlich ungesunde Fingernägel, die brüchig, rissig und zersplittert sind.

Weitere Merkmale sind rote, schweißige Handflächen und ein sehr übelriechender Fußschweiß, der dazu neigt, die Füße heiß und wund zu machen. Ein anderer Fingerzeig auf einen möglichen *Fluoricum-acidum*-Patienten ist eine trockene, rote, rissige Zunge.

Die Mehrzahl dieser Kinder hat Verdauungsstörungen, eine Neigung, in der Schule zu versagen, oder rheumatische Krankheitszustände. Das hervorstechende Kennzeichen der Verdauungsstörungen ist eine Neigung zu Durchfällen. Es besteht eine Anfälligkeit für akute Gastritis und Gelbsucht, und all diese Verdauungsbeschwerden werden sehr stark durch heiße Getränke verschlimmert.

Das typische *Fluoricum-acidum*-Kind mit Durchfall wird einen heftigen Anfall nach jedem heißen Getränk bekommen, was sehr häufig ein nützlicher Fingerzeig auf den *Fluoricum-acidum*-Fall darstellt. Bei akuten Anfällen können sie ziemlich hohe Temperaturen entwickeln, mit einem Gefühl intensiver Hitze und völliger Intoleranz gegenüber Bettwäsche.

Ein konstantes Merkmal bei ihrem Versagen in der Schule ist, abgesehen von den konzentrationsbedingten Kopfschmerzen, – die kongestiven Kopfschmerzen, die sich durch kaltes Waschen bessern –, dass sie Fehler beim Schreiben machen.

Sie stellen Wörter um, stellen Buchstaben um, und die Fehler ergeben überhaupt keinen Sinn. Die Lehrer beklagen, es handle sich um reine Unaufmerksamkeit und sagen, das Kind würde solche Fehler nicht machen, wenn es aufmerksam wäre. Aber das Kind kann nichts dafür.

Ihre rheumatischen Beschwerden zeigen die bei *Fluoricum acidum* gewöhnliche Temperaturverschlimmerung, und die Schmerzen sind wesentlich schlimmer beim Stillhalten als beim Herumbewegen.

Ein anderes Symptom des *Fluoricum-acidum*-Kindes, das in der Schule ermüdet, ist ein Taubheitsgefühl in den Armen oder Beinen. An dieser Taubheit ist merkwürdig, dass sie sich nicht durch Druck einstellt. Sogar wenn sich das Kind ruhig hält, werden die Arme und Beine schnell taub.

Die akuten Durchfälle bei *Fluoricum acidum* sind immer wundmachende Durchfälle. Es besteht eine starke perianale Reizung und möglicherweise eine Anzahl schmerzhafter, perianaler Fissuren.

Fluoricum acidum ist tatsächlich ein heißblütiges *Silicea*, mit Besserung durch Bewegung und einem fröhlichen Aussehen statt des lustlosen, müden Aussehens der *Silicea*-Kinder.

Fluoricum-acidum- und *Pulsatilla*-Patienten werden nicht so leicht verwechselt, da die *Pulsatilla*-Patienten gewöhnlich viel schwerer gebaut sind, viel weniger Spannung in sich haben und sowohl geistig als auch körperlich weicher sind. Bei *Pulsatilla* findet sich nicht die Aktivität des *Flucricum-acidum*-Patienten, sie haben ein langsameres Gehirn, sind viel nachgiebiger, viel weniger aktiv. Der *Pulsatilla*-Patient ermüdet bei Anstrengung, der *Fluoricum-acidum*-Patient wird dadurch eher stimuliert.

Pulsatilla verschlechtert sich, wenn es kaltem Wasser ausgesetzt wird, es wird fröstelig. Die *Fluoricum-acidum*-Patienten werden in kaltem Wasser baden, und es wird sie aufwecken. Es ist in hohem Maße eine Frage der Ausprägung. Der eine Patient ist eher angespannt, der andere sanft, nachgiebig und niedergeschlagen.

Fluoricum-acidum-Patienten werden plötzlich reizbar, viel heftiger reizbar als *Pulsatilla*. Sie werden zuschlagen, während der *Pulsatilla*-Patient wahrscheinlich in Zorn ausbrechen und dann weinen würde. *Fluoricum acidum* ist *Phosphorus* viel ähnlicher, geistig sehr viel stärker, aktiver und lebendiger als *Pulsatilla*.

5. Gruppe („Die nervösen Konstitutionstypen")

Arsenicum album

Die letzte Gruppe der Arzneimittel enthält alle besonders nervösen Kinderkonstitutionstypen. Der Schlüssel zu dieser ganzen Gruppe ist *Arsenicum album*. *Arsenicum*-Kinder sind möglicherweise die anziehendsten Kinder. Sie sind sehr empfindlich, gewöhnlich zart und zierlich gebaut, häufig mit sehr zarter Haut und feinem Haar. Es sind zerbrechlich aussehende Kinder.

Sie sind immer sehr nervös, sehr leicht erschreckt und verängstigt. Alles Ungewöhnliche wird sie in Schrecken versetzen. Sie haben Angst, alleine im Haus zu bleiben oder alleine auszugehen. Sie haben große Angst vor der Dunkelheit und stets eine sehr lebhafte Einbildungskraft. Sie leiden an Pavor nocturnus und wachen mitten in der Nacht verängstigt auf, springen aus dem Bett und wandeln durch das Haus, um jemanden zu finden, mit dem sie sprechen können.

Sie haben ständig das Gefühl, als ob ihnen etwas Schreckliches bevorstehen würde. Meist wissen sie gar nicht, was es ist und sind einfach verängstigt. Wenn sie beruhigt und getröstet werden, werden sie sich beruhigen und wieder schlafen gehen, insbesondere wenn sie in das Bett der Eltern genommen werden und jemanden in der Nähe haben.

Gewöhnlich haben sie eine wechselnde Gesichtsfarbe und sind eher blass, aber bei Aufregung erröten sie. Sie sind nicht fahl. Sie haben eine recht zarte Haut, und wenn sie erröten, bekommen sie oft einen heißen Kopf und bei Aufregung und Überanstrengung kalte Hände und Füße.

Trotz ihrer zerbrechlich wirkenden Erscheinung sind diese *Arsenicum*-Kinder immer ruhelos, tun ständig etwas und sitzen nicht bloß herum und betrachten ihre Finger. Sie können etwas anfangen, es eine Weile tun, dann zu etwas anderem wechseln, aber sie verbringen ihre Zeit niemals mit Nichtstun.

Wenn sie nervös sind, gehen sie von ihrer Mutter zu ihrem Vater, von ihrem Vater zur Krankenschwester, dann wieder zurück zur Mutter. Jeder einzelne gibt ihnen eine gewisse Beruhigung, aber nicht lange, und sie wenden sich an jemand anderen.

Trotz ihrer Ruhelosigkeit und ihrer Aktivität sind sie vollkommen erschöpft. Sie werden sich für einige Stunden wohl fühlen, sind fleissig, glücklich, beschäftigt, ruhelos und geistig zu aktiv. Plötzlich sind sie dann völlig erschöpft, werden blass, müde und legen sich hin. Häufig sind sie niedergeschlagen, und in einem nervösen, verängstigten Zustand spüren sie, dass sie krank werden und wollen jemanden in der Nähe haben.

Diese Kinder sind übermäßig ordentlich. Ein kleines Mädchen wird ihre Puppen in einem höchst ordentlichen Zustand halten. Sogar kleine Jungen, die normalerweise ihr Spielzeug zerbrechen und auf dem Boden herumliegen lassen, werden es, falls sie dem *Arsenicum*-Konstitutionstyp entsprechen, wegräumen und unglücklich sein, nicht, weil das Spielzeug kaputt ist, sondern weil es in Unordnung ist. Sie sind in Aufregung versetzt, wenn sie Marmelade über sich ausschütten und in Unordnung geraten, und ihr Kummer steht in keinem Verhältnis zur Ursache.

Ein weiteres, sehr ausgeprägtes Merkmal ist ihre Erkältungsneigung, insbesondere durch Kälteexposition. Diese Erkältungen sind recht typisch. Sie beginnen gewöhnlich als akuter Schnupfen mit wässrigen, wundmachenden Absonderungen, sehr heftigen Niesanfällen und einer Tendenz, sich sehr rasch auf die Brust auszubreiten.

Innerhalb von 24 Stunden entwickelt sich ein akuter Schnupfen rasch zu einer Bronchitis. Zwischen der Entwicklung des Schnupfens und dem Beginn einer deutlichen Bronchitis wird das *Arsenicum*-Kind heiser.

Die anderen *Arsenicum*-Kinder bekommen einen sehr ähnlichen, milden Schnupfen ohne jegliche Heiserkeit, ohne irgendein Zeichen von Bronchitis, aber plötzlich entwickeln sie einen Asthmaanfall.

Beim Asthmaanfall der *Arsenicum*-Kinder tritt ein sehr typischer, sehr festsitzender, trockener, spasmodischer Husten auf, der immer von heftiger Angst begleitet ist. Es ist immer beängstigend für ein Kind, Asthma zu bekommen, aber *Arsenicum*-Kinder sind fast außer sich vor Angst.

Die Asthmaanfälle treten häufig entweder am frühen Nachmittag zwischen 13 und 15 Uhr einige Zeit nach dem Mittagessen oder früh am Morgen auf, zu jeder Zeit nach Mitternacht.

Ein weiteres, typisches Charakteristikum der Asthmaanfälle ist, dass mit dem Abklingen des Anfalls die Trockenheit zu verschwinden scheint und die Brust mit Schleim überflutet wird, mit Mengen von weißem, schaumigem Sputum. Wenn der Anfall abklingt, verschwindet das trockene Pfeifen, und die Brust wird feuchter. *Arsenicum* wird das ganze Problem beheben.

Arsenicum-Kinder sind sehr kälteempfindlich, und Kälteexposition vertragen sie mit Sicherheit nicht. Entweder ruft sie einen akuten, respiratorischen Anfall hervor oder akute Verdauungsbeschwerden. Diese Kinder bekommen durch Kälteexposition und auch durch übermäßigen Genuss von wässrigem Obst sehr leicht Verdauungsbeschwerden. Melonen, Erdbeeren, jede dieser saftigen Früchte kann beim *Arsenicum*-Kind akute Gastritis auslösen, gewöhnlich mit Durchfall.

Arsenicum-Kinder sind äußerst fröstelig, und bei den meisten ihrer Erkrankungen der Brust und den allgemeinen Krankheitszuständen sind sie durstig mit einem Verlangen nach kalten Getränken, aber wenn sie unter Gastritis oder Gastroenteritis leiden, wird der Zustand durch kalte Getränke verschlimmert.

Die Gastritis kann durch Eiscreme hervorgerufen werden, und eine Mischung von Obst und Eiscreme ist ganz besonders gefährlich für *Arsenicum*-Kinder. Während des akuten Stadiums der Gastritis ist der Schmerz gewöhnlich stark und wird durch Wärme gelindert, entweder durch warme Flüssigkeiten oder äußere Hitze, die auf das Abdomen angewendet wird. Wenn ein Kind warme Getränke mag und es durch diese gebessert wird, sollte man *Arsenicum* nicht ignorieren.

Ein weiterer Punkt, der diese akuten Abdominalbeschwerden betrifft, ist, dass das Kind zierlich ist und es extrem schnell mit ihm bergab gehen kann. Ein *Arsenicum*-Kind mit einem akuten Durchfall kann in wenigen Stunden kollabieren.

Bei diesem Kollaps sind die Kinder ruhelos, besorgt, ängstlich und haben ständig kleine Stuhlportionen, kleine Spritzer von Durchfall und sind nach jedem Stuhlgang zunehmend erschöpft. Das Kind erscheint ganz grau, kalt und schweißbedeckt. Fast immer riechen die Stühle beim *Arsenicum*-typischen Durchfall übel.

Im Sommer, nach übermäßigem Genuss von Erdbeeren oder ähnlichem, geht es den Kindern am Tag zuvor ausgezeichnet, doch am nächsten Morgen befinden sie sich in einem Zustand des Kollaps, nachdem sie die ganze Nacht Stuhlgang hatten. Es ist bemerkenswert, wie schnell sich das *Arsenicum*-Kind nach der Gabe von *Arsenicum* erholt.

Bei akuten Fällen mit heftigem Beginn wird *Arsenicum* CM jede Viertelstunde die Beschwerden sofort beheben. Doch *Arsenicum* in tiefer Potenz ist wirkungslos. Die Patienten haben nicht genug Vitalität, um auf tiefe Potenzen anzusprechen, und in extremen Fällen sind zufriedenstellende Ergebnisse mit Potenzen unter 10M unwahrscheinlich.

Außerdem besteht bei den *Arsenicum*-Kindern eine allgemeine Überempfindlichkeit. Sie sind überempfindlich gegenüber allem, Gerüchen, Berührung, Geräuschen, Aufregung. Von Gerüchen wird ihnen übel, Geräusche machen sie sehr unruhig und nervös, von Aufregung bekommen sie Alpträume.

Es sind hochgradig empfindliche Kinder. Wenn sie in der Schule gedrängt werden, bekommen sie leicht eine Chorea. Wenn sie nicht sehr sanft und ruhig behandelt werden, entwickeln sie periodische Kopfschmerzen, die einmal pro Woche oder alle vierzehn Tage wiederkehren, heftige Migräne, die mindestens 24 bis 48 Stunden oder länger andauert. Sie können zwei oder drei Tage andauern und das Kind vollständig erschöpfen. Es sind immer starke, kongestive Kopfschmerzen mit Unverträglichkeit von Geräuschen, Licht oder Störungen jeder Art. Einer der Widersprüche bei *Arsenicum* ist, dass sie mit diesen kongestiven Kopfschmerzen ihren Kopf so kalt wie möglich haben möchten.

Das Kind fühlt sich krank, der Körper kann kalt, schweißbedeckt und feucht sein. Es hat extreme Übelkeit. Es ist ruhelos und verängstigt, möchte gut zugedeckt werden – und möchte dennoch den Kopf kalt haben, kalte Kleidung, Eau-de-Cologne-Anwendungen – alles um kühl zu bleiben.

Arsenicum ist weniger wertvoll bei Krankheitszuständen der Haut, als vielleicht erwartet wird. Es ist wertvoller bei einigen chronischen Zuständen als bei akuten Dermatitiden. Bei Hautausschlägen im Sekundärstadium der Syphilis ist *Arsenicum* die passende Arznei.

Ein alternierendes Auftreten von Asthma und Hauterscheinungen ist ein sehr deutlicher Hinweis auf *Arsenicum*. Wenn Asthma und Durchfall abwechselnd auftreten, ist es sehr nützlich. Ein Fall mit rezidivierenden Kopfschmerzen, bei dem sich Asthma entwickelte, wurde mit *Arsenicum* geklärt. *Arsenicum* zeigt diese Wechsel sehr deutlich, allerdings häufiger bei Erwachsenen als bei Kindern.

Chamomilla

Die Symptome von *Chamomilla* sind mit denen von *Arsenicum* fast identisch, und dennoch sind es völlig unterschiedliche Arzneien und völlig unterschiedliche Kinder. Als erstes findet man die Hyperästhesie, die Überempfindlichkeit gegenüber Geräuschen, Schmerz, Menschen. Genau dieselbe Überempfindlichkeit findet sich bei *Chamomilla*.

Es besteht die Ruhelosigkeit von *Arsenicum*, das Kind bewegt sich von einer Person zur anderen und ist niemals in Ruhe. Genau dasselbe findet sich bei *Chamomilla*, das Kind läuft von einer Person zur nächsten und ist niemals völlig ruhig, niemals in Frieden. Und dennoch sind die beiden Konstitutionstypen verschieden.

Bei *Chamomilla* findet sich eine extreme Überempfindlichkeit, die Schmerzen von *Chamomilla* sind wahrscheinlich intensiver als alle anderen Schmerzen, an denen Patienten leiden. Aber die Reaktion ist völlig unterschiedlich von der bei *Arsenicum*. *Chamomilla*-Patienten geraten in wilde Raserei. Sie ärgern sich über die Schmerzen, sie ärgern sich darüber, sie zu haben, und sie sind wütend, dass der Arzt sie nicht sofort beseitigt hat. Ein *Chamomilla*-Kind neigt dazu, einen zu schlagen, weil es überempfindlich ist.

Das *Chamomilla*-Kind ist sehr ruhelos, es läuft von einer Person zur nächsten, und jedesmal ist es mit der Person unzufrieden, zu der es gerade geht. Bevor es diese Person verlässt, schlägt es recht schnell zu. Das unterscheidet es deutlich vom *Arsenicum*-Kind, das von der jeweiligen Person beruhigt wird.

Das *Chamomilla*-Kind ist überempfindlich gegenüber Geräuschen. Es bekommt nicht in derselben Nacht Alpträume, aber das Kind gerät in eine ausgesprochene Raserei und neigt dazu, zu schreien und zu trampeln, wenn es gestört wird. Es ist eine ganz andere Reaktion.

Im Fall von *Arsenicum* ist das Kind ruhelos und läuft ständig herum, während der Zustand des *Chamomilla*-Kindes durch Bewegung, insbesondere durch Herumtragen, gebessert wird. Es handelt sich um eine passive Bewegung. Wenn ein *Arsenicum*-Kind herumgerüttelt wird, ist es wahrscheinlich verängstigt.

Wenn man ein *Chamomilla*-Kind herumrüttelt, wird es wahrscheinlich aufhören zu schreien und stattdessen vergnügt zu quietschen anfangen. Wenn man damit aufhört, möchte es, dass man weitermacht, und wenn man das nicht tut, wird es einen an den Haaren ziehen. Die Reaktionen sind völlig unterschiedlich, obwohl die Symptome in der Materia medica fast dieselben sind.

Das Chamomilla-Kind ist niemals ruhig, und es ist nie mit dem zufrieden, was es gerade tut. Das Problem dabei ist aber nicht, von einer Beschäftigung zur nächsten zu wechseln, sondern von einer Sache genug zu haben und sie wegzuwerfen. Es stellt sein Spielzeug niemals in einen Schrank, es wirft es einfach hin und nimmt sich etwas anderes. Wenn ihm gesagt wird, das erste Spielzeug in den Schrank zu stellen, neigt es dazu, gellend aufzuschreien.

Ein weiteres, konstantes Merkmal der Chamomilla-Kinder ist, dass sie erregbarer werden, wenn der Tag fortschreitet, reizbarer, schwieriger zu handhaben, und sie neigen dazu, besonders um 21.00 Uhr herum lästig zu sein. Das Chamomilla-Kind ist häufig ziemlich unmöglich, wenn es vor Mitternacht ins Bett gebracht worden ist, danach ermüdet es von selbst und schläft ein.

Alle Kinder, die in Zorn ausbrechen, erröten leicht. Sie haben ein rotes Gesicht und einen heißen Kopf, aber das Chamomilla-Kind neigt dazu, auf einer Seite des Gesichts zu erröten. Es ist allgemein errötet, aber eine Seite wird stärker als die andere gerötet sein.

Chamomilla ist bei zahnenden Kindern beinahe universell einsetzbar, aber es ist ein Fehler, Chamomilla jedem zahnenden Kind zu geben. Die Symptome des Mittels sind ziemlich deutlich. Ein zahnendes Kind, das Chamomilla benötigt, ist in der Nacht viel reizbarer und hat sehr geschwollenes, entzündetes und empfindliches Zahnfleisch. Diese Entzündung ist meist einseitig und mit einer deutlichen Rötung auf dieser Seite des Gesichts verbunden.

Das empfindliche Zahnfleisch wird durch Anwendung von Hitze sehr verschlechtert. Es wird sehr viel besser durch kalte Anwendungen. Den Kindern geht es viel schlechter in einem heißen Raum, und der Anfall neigt dazu, um Mitternacht abzuklingen. Es ist bemerkenswert, dass die Zahnschmerzen bei Chamomilla völlig andere Modalitäten zeigen als die übrigen Schmerzen.

Chamomilla-Kinder sind anfällig für akute Bauchkoliken, möglicherweise deswegen, weil ihre Eltern zu nachgiebig sind. Sie sehen etwas, das sie haben möchten und schreien solange, bis sie es bekommen. An diesem Abend erkranken sie an akuten Bauchkoliken – meistens handelt es sich um einen Fehler der Eltern. Diese Koliken werden von reichlich Blähungen begleitet und durch heiße Anwendungen sehr erleichtert.

Während dieser Koliken bekommen sie oft akuten Durchfall mit dem für Chamomilla typischen, grünen, durchfälligen Stuhl. Ein Chamomilla-Kind mit Koliken und Durchfall gibt die beste Illustrierung der typischen Reizbarkeit bei Chamomilla. Sie schreien wie am Spieß. Es ist eine schmerzhafte, ziemlich heftige Kolik, und das Kind zeigt sehr deutlich, dass es Schmerzen hat.

Ein weiterer Unterschied zwischen Chamomilla- und Arsenicum-Kindern ist, dass Chamomilla-Kinder gewöhnlich hitzig sind. Sie haben sehr heiße Hände, sehr häufig heiß und schweißig, und sie neigen zu brennend heißen Füßen, die sie nachts aus dem Bett strecken.

Chamomilla-Kinder sind unbeherrschte Kinder, und meistens sind sie außer Kontrolle geraten. Zusätzlich kann das Chamomilla-Kind aber während eines Wutanfalls in einen solchen Zustand geraten, dass es blau im Gesicht wird und Zuckungen durch reine Wut bekommt. Man muss also im Umgang mit einem echten Chamomilla-Kind ein wenig vorsichtig sein.

Ein typisches Chamomilla-Kind, ungefähr drei Jahre alt, neigte dazu, wenn es wütend war, seinen Kopf gegen die Wand zu schlagen, hauptsächlich deswegen, weil das seine Mutter quälte.

Eines Nachts um etwa 22.00 Uhr, nachdem es in der vorausgegangenen Stunde ziemlich unmöglich gewesen war und seine Mutter es schreiend zurückgelassen hatte, bekam es einen Krampfanfall. Es war praktisch bewußtlos, dunkel im Gesicht und zuckte am ganzen Körper. Man muss also mit der üblicherweise sinnvollen Verhaltensregel, dem Kind nicht ununterbrochen Aufmerksamkeit zu schenken, beim Chamomilla-Kind vorsichtig sein.

Ziemlich viele Chamomilla-Säuglinge, die zahnen und akut entzündetes Zahnfleisch bekommen, entwickeln Krämpfe. Dies weist auf ein explosives Nervensystem beim Chamomilla-Kind hin, auf das geachtet werden sollte.

Zahnende Kinder reagieren gut auf tiefe Potenzen. Einige Gaben Chamomilla 12. oder 30. Potenz zweistündlich stoppen die Störungen normalerweise, aber bei einem heftigen Anfall sollte man die Gabe jede halbe Stunde wiederholen, bis sich die Kinder beruhigen.

Chamomilla ist außerdem nützlich bei akuter Otitis der Kinder. Es handelt sich um einen extrem schmerzhaften Zustand, und in den meisten Fällen möchte das Kind nicht berührt werden und ist außerordentlich reizbar, schreit sehr oft vor Schmerzen. Wenn die Beschwerden durch Kälteexposition ausgelöst worden sind, ist Chamomilla von allergrößter Hilfe bei Kleinkindern, insbesondere wenn die einseitige Rötung vorhanden ist.

Chamomilla hat mehr akute Otitiden bei Kleinkindern geheilt als jedes andere Arzneimittel. Außerdem heilt es ohne die Notwendigkeit einer Parazentese. Aber das Kind muss die Veranlagung für Chamomilla genauso zeigen wie die Otitis, ansonsten wird Chamomilla nicht wirken. Das Nervensystem muss höchst erregt und das Kind reizbar und empfindlich sein.

Das Pulsatilla-Kind entwickelt eine Otitis media wegen derselben Ursache – Kälteexposition – und hat die einseitige Röte. Aber es ist ein Pulsatilla-Kind, kein Chamomilla-Kind, und

Chamomilla wird ihm nichts nützen. Dies sind die beiden am häufigsten angezeigten Arzneien bei akuter Otitis der Kinder.

Cina

Die nächste Arznei ist *Cina*. Sie stellt einen sehr interessanten Vergleich zu *Chamomilla* dar. Die meisten Leute fangen mit einer Gabe *Chamomilla* an, und wenn dies keinen Erfolg hat, verabreichen sie eine Gabe *Cina*. Das ist keine sehr wissenschaftliche Vorgehensweise. Besser ist es, genau zu wissen, wie das Bild von *Cina* beschaffen ist, und wo die Schwierigkeiten entstehen.

Der hervorstechende Unterschied in den geistigen Eigenschaften zwischen dem *Chamomilla*- und dem *Cina*-Kind ist, dass *Cina* einen Grad an Eigensinn besitzt, den man niemals bei *Chamomilla* antrifft. Das *Chamomilla*-Kind ist immer unbeständig. Das *Cina*-Kind kann so eigensinnig wie ein Maultier sein. Das ist der größte Unterschied in den geistigen Eigenschaften.

Bei *Chamomilla* findet sich das unregelmäßige Erröten einer Wange und eine Blässe der anderen. Das ganze Gesicht kann rot sein, aber eher besteht eine unregelmäßige Verteilung. Beim *Cina*-Kind findet sich viel häufiger ein umschriebener, roter Fleck auf den Wangen und sehr oft eine bemerkenswerte Blässe um Mund und Nase herum.

Beide werden nicht gerne angefasst und ärgern sich über jede Störung. Das Unterscheidungsmerkmal ist, dass es sich beim *Chamomilla*-Kind vielmehr um eine geistige Verstimmung handelt, beim *Cina*-Kind hingegen um eine deutliche Empfindlichkeit gegenüber Berührung.

Sehr häufig findet sich bei beiden Mitteln dieselbe Beschreibung. Sie schreien, wenn sie angefasst werden, aber sobald das anfängliche Unbehangen des Angefasstwerdens vorüber ist, sind die *Cina*-Kinder friedlich. Sie erlauben es, herumgetragen zu werden, und es wird sie beruhigen. Bei

Chamomilla hingegen möchten sie die ganze Zeit Ablenkung und wollen ständig etwas Neues tun.

Das Cina-Kind will getragen werden, da die ständige, passive Bewegung es beruhigt.

Ein weiterer Punkt unterscheidet Cina von Chamomilla. Wie auch die Chamomilla-Kinder erbrechen die Cina-Kinder sehr leicht, aber fast unmittelbar nach dem Erbrechen sind die Cina-Kinder hungrig. Oft werden die Cina-Kinder unmittelbar nach einer Mahlzeit nach mehr Essen schreien. Das Cina-Kind leidet oft an Alpträumen und Pavor nocturnus, wenn es spät eine Mahlzeit bekommen hat.

Ein weiteres Unterscheidungsmerkmal zwischen Chamomilla und Cina sind die Durchfälle. Beide Konstitutionstypen haben akute Durchfälle. Der typische, grüne Stuhl von Chamomilla fehlt bei Cina. Der typische Stuhl bei Cina ist ein ganz weißer, wässriger Stuhl.

Ein konstantes Charakteristikum des Cina-Kindes, sowohl während der Verdauungsbeschwerden als auch allgemein, ist die Erleichterung durch Druck auf das Abdomen. Wenn es eine Kolik hat, wird es sich auf sein Bäuchlein drehen. Wenn es herumgetragen wird, während es eine Kolik hat, wird es sich im Arm der Krankenschwester umdrehen, damit es Druck auf sein Bäuchlein bekommt. Wenn es nachts ruhelos ist, dreht es sich auf sein Bäuchlein und ist friedlich.

Cina-Kinder sind immer fröstelig und empfindlich gegenüber Zugluft. Diese Kinder neigen zu unregelmäßigen Muskelzuckungen, insbesondere nach einer Aufregung. Häufig sind die Gesichtsmuskeln betroffen.

Bei etwas älteren Kindern ist ein weiteres, geistiges Charakteristikum des Cina-Kindes, dass sie schrecklich empfindlich sind. Sie verstehen überhaupt keinen Spass, vor allem, wenn er sich auf sie selbst bezieht.

Cina-Kinder haben alle eine Überempfindlichkeit des Kopfes, der Kopf ist empfindlich gegenüber Erschütterung, und sie haben eine Überempfindlichkeit der Kopfhaut. Um ein Cina-Kind zu beruhigen, sollte man niemals über sein Haar streichen. Sie haben eine übertriebene Angewohnheit zu gähnen. Sie gähnen so, als ob sie ihren Kiefer ausrenken würden, und in manchen Fällen passt eine deutliche Vorgeschichte mit Azidose zu der Neigung zu Gähnen.

Zwei weitere Punkte zeigen die Möglichkeit an, dass ein Kind Cina benötigt. Zum einen sind sie mit ihren Darmstörungen sehr ruhelos. Sie neigen zu einer meningealen Reizung mit ununterbrochener Bewegung des Kopfes, indem sie ihn in das Kopfkissen reiben. Sogar ohne eindeutige Meningitis fangen sie an, einwärts zu schielen.

Der zweite Punkt ist, dass alle diese Cina-Kinder anscheinend eine Reizung der Nase entwickeln. Sie ist rot, juckt, und sie zupfen an ihr – und das ganz unabhängig davon, ob sie Fadenwürmer oder irgendetwas in dieser Art bekommen. Ein gähnendes Kind, das an der Nase zupft, deutet immer auf die Möglichkeit hin, dass es Cina benötigt.

Magnesia carbonica

Magnesia carbonica und Cina sind die zwei am häufigsten angezeigten Arzneimittel bei Durchfällen mit besonders weißen Stühlen. Außerdem ist Magnesia carbonica eine interessante Arznei bei Kindern.

Das gewöhnliche Magnesia-carbonica-Kind ist empfindlich und nervös. Diese Kinder kommen in der Regel entweder als sehr kleine Kinder zur Behandlung oder im Alter von etwa zehn Jahren.

Das herausragende Merkmal der Magnesia-carbonica-Kinder ist ihr Mangel an Widerstandskraft. Einige von ihnen sind wohlgenährt, aber alle haben sehr wenig Muskelkraft. Bei einem gesunden Kind sind die Muskeln ziemlich straff, aber ein Magnesia-carbonica-Kind hat weiche, schlaffe Muskeln, und bei jeder körperlichen Anstrengung ermüdet es.

Dasselbe findet sich in ihren geistigen Eigenschaften. Das größere Kind in der Schule ermüdet geistig und kommt mit schweren, neuralgischen Kopfschmerzen nach Hause. Die Schmerzen sind heftig, sie können an jeder Stelle des Kopfes sein und entstehen meist nachts.

Sie werden begleitet von ausgeprägter Schlaflosigkeit. Das Kind kann überhaupt nicht einschlafen, und ein merkwürdiges Symptom ist, dass die Schmerzen besser werden, wenn das Kind auf ist und sich bewegt.

Magnesia-carbonica-Kinder haben immer sehr deutliche Vorlieben und Abneigungen, was Speisen anbelangt. Sie haben ein ausgeprägtes Verlangen nach Fleisch und nach allem mit fleischartigem Geschmack. Außerdem haben sie eine starke Abneigung gegenüber Gemüse jeder Art. Bei kleinen Kindern besteht eine Unverträglichkeit von Milch. Sie bekommen saures Erbrechen und teigige, blasse, unverdaute Stühle, die üblicherweise weiß, weich und kittartig sind.

Wenn die Verdauungsstörungen fortschreiten, entstehen wässrige Stühle, die gewöhnlich wundmachend sind. Dieser Kinderkonstitutionstyp ist sehr anfällig dafür, während einer akuten Enteritis einen Anfall von Bronchitis oder deutlicher Bronchopneumonie zu entwickeln.

Während ihrer Anfälle von Bronchitis bekommen die *Magnesia-carbonica*-Kinder einen fadenziehenden Auswurf, welcher sehr schwer abzuhusten ist. Er ist vom Aussehen her dem Auswurf bei *Kali bichromicum* nicht unähnlich, aber sie haben größte Schwierigkeiten, ihn vollständig auszuhusten.

Magnesia-carbonica-Kinder neigen zu sehr trockener Haut. Bei kleinen Kindern ist es besonders bemerkenswert, dass sie eine trockene, fast schuppige Haut und einen besonders trockenen, beinahe kupferfarbenen, schuppigen Ausschlag auf der Kopfhaut bekommen. Es sieht fast so aus, als ob er auf die Kopfhaut aufgemalt worden wäre.

Die *Magnesia-carbonica*-Jugendlichen sind morgens immer todmüde, auch wenn sie in der Nacht gut geschlafen haben. Es kostet Mühe, sie zur Schule loszuschicken.

Ein weiterer, nützlicher Fingerzeig auf *Magnesia-carbonica*-Kinder ist, dass sie durch jede unerwartete Berührung sehr leicht aufschrecken. Trotz ihres sehr trägen Hauttyps, erröten und schwitzen sie am Kopf und im Gesicht, nachdem sie etwas Heißes gegessen oder getrunken haben.

Diese Kinder sind alle kälteempfindlich, und dennoch geht es ihnen an der frischen Luft eher besser. Gewöhnlich verschlechtert sich ihr Zustand durch einen Wetterwechsel.

Ignatia

Das nächste nervöse Arzneimittel ist *Ignatia*. Unglücklicherweise wurde das Bild von *Ignatia* in den homöopathischen Lehrbüchern verzerrt und lediglich als hysterische Frau dargestellt. Wenn man es in diesem Sinne gebraucht, übersieht man den großen Wert, den *Ignatia* bei anderen Patienten haben kann, bei denen es sich ganz und gar nicht um hysterische Frauen handelt.

Ein Kind mit einem hoch entwickelten Nervensystem, ein sehr empfindliches, sensibles, aufgewecktes, frühreifes Kind, das gut in der Schule ist und unter Druck steht – sei es ein Junge oder ein Mädchen – und das Nervensystem überbeansprucht wird, wird häufig Symptome für *Ignatia* zeigen.

Der erste Hinweis ist, dass das Kind anfängt, Kopfschmerzen zu entwickeln, nervöse, durch Ermüdung entstehende Kopfschmerzen, die am Ende des Tages entstehen, nach viel Stress.

Dann fangen sie an, etwas zittrig zu werden. Ihre Schrift ist nicht mehr so gut wie sie war, die feineren Bewegungen werden schlechter.

Der nächste Fingerzeig ist ein ziemlich gespannter Ausdruck. Dies ist ein wichtiges Schlüsselsymptom für *Ignatia* des nicht-hysterischen Konstitutionstyps. Es kann sich um eine reine muskuläre Anspannung bis hin zu deutlichen Grimassen handeln, wenn das Kind spricht. Es kann sogar zu Zuckungen im Gesicht, zu einer generalisierten Chorea, zu Schwierigkeiten beim Sprechen oder bei der Artikulation kommen.

Das Kind wird übermäßig erregbar – es ist himmelhoch jauchzend oder zu Tode betrübt, und es ist unglaublich überempfindlich gegenüber Geräuschen. Wenn das Kind versucht, nach der Schule seine Hausaufgaben zu machen, macht es jedes Geräusch beinahe wahnsinnig. Es neigt dazu, einen Wutanfall zu bekommen und dann in Tränen auszubrechen.

Nach Belastung dieser Art ist das Kind fast unfähig zu arbeiten, sein Gehirn wird nicht funktionieren, es kann nichts aufnehmen, kann sich an nichts erinnern und kann nicht denken.

Die besonderen Modalitäten der Kopfschmerzen geben deutliche Hinweise auf *Ignatia*. Die Kinder kommen mit kongestiven Kopfschmerzen aus der Schule nach Hause, welche merkwürdigerweise durch warme Anwendungen gebessert werden.

Wenn ihre Nerven gereizt werden, fürchten sich diese Kinder. Nachdem sie Prüfungsstress ausgesetzt waren, verlieren sie völlig die Nerven und fürchten ständig, dass etwas Unerfreuliches geschehen wird. Sie fürchten sich, irgendetwas aus eigener Initiative zu tun – sie fürchten sich sogar, alleine aus dem Haus zu gehen.

Sie bekommen Verdauungsstörungen, und der für *Ignatia* typische, hysterische Magen entwickelt sich. Dann verträgt das Kind nicht einmal das einfachste Essen, kann aber die unverdaulichste Mahlzeit verdauen.

Genau dieselbe Art von Gegensätzlichkeit beobachtet man, wenn das *Ignatia*-Kind einen schlimmen, heftig entzündeten Hals bekommt. Die einzige Erleichterung bereitet das Essen von etwas Festem, das dagegen drückt. Dieser Druck erleichtert die Beschwerden.

Diese überreizten Kinder bekommen alle möglichen Störungen. Wenn sie an einem beengten Ort sind, insbesondere wenn viele Leute um sie herum sind, werden sie nervös, bedrückt, bekommen schlecht Luft und werden leicht ohnmächtig. Aber all das fügt sich in das allgemeine Bild von nervösem Stress ein.

Wie man bei einem Kind mit diesem Konstitutionstyp erwarten würde, das sehr aufgeweckt, klug und erfolgreich war, und mit dem es nun ziemlich bergab geht, neigt es sehr dazu, sich selbst dafür die Schuld zu geben.

Sehr oft handelt es sich um ein Kind ärmerer Eltern, dem es durch ein Stipendium recht gut geht, und das nun nicht mehr so viel leisten kann wie vorher. Es fängt an, sich selbst anzuschuldigen, denkt, dass das Versagen von fehlender Anstrengung seinerseits herrührt, ist gänzlich niedergeschlagen und beinahe melancholisch.

Verbunden mit der Neigung zu Zuckungen besteht eine Anfälligkeit für einen unangenehmen, lästigen, krampfartigen Husten, der zu ungelegenen Zeiten kommt. Wenn er einmal angefangen hat, geht er immer weiter. Dies ist die eine Art von Husten beim gestressten *Ignatia*-Kind. Die andere Art ist eine sehr deutliche, akute Laryngitis mit einer Neigung zu Laryngospasmus.

Sie sind sehr anfällig für rheumatische Schmerzen und können sogar akuten Rheumatismus bekommen. Meistens werden die rheumatischen Schmerzen durch festen Druck gebessert.

Zincum

Das letzte dieser Arzneimittel ist *Zincum*. Man fügt es wegen der Neigung zu Chorea an *Ignatia* an.

Das typische *Zincum*-Kind ist sehr nervös, empfindlich und erregbar. Es ist sehr leicht von den *Ignatia*-Kindern zu unterscheiden. Das *Ignatia*-Kind, um damit anzufangen, ist ein sehr aufgewecktes, schnell reagierendes Kind, wohingegen das typische *Zincum*-Kind eine verlängerte Reaktionszeit hat.

Wenn die *Ignatia*-Kinder ermüden, sind sie nicht in der Lage, Dinge aufzunehmen. Sie haben Schwierigkeiten beim Lernen und Schwierigkeiten, sich an etwas zu erinnern. Die

Zincum-Kinder aber begreifen nur langsam, was gesagt wurde, antworten langsam. Sie sind viel gelehriger und beständiger als die *Ignatia*-Kinder.

Das Zincum-Kind wird etwa im selben Alter zur Behandlung kommen, vielleicht ein wenig älter, und wird eine Vorgeschichte mit verzögerter Entwicklung aufweisen. Eine verzögerte Pubertät gibt sehr oft den Hinweis auf ein Zincum-Kind.

Man hat den Eindruck, dass sie geistig und körperlich ermüdet sind – allgemein müde. Dennoch sind sie ruhelos, haben Zuckungen und sind zappelig. Wenn sie müde sind, entwickeln sie einen sehr hartnäckigen Schmerz im unteren Zervikalbereich und sehr häufig brennende Schmerzen, die den Rücken hinunter ziehen.

Ein weiteres Merkmal insbesondere der sehr zappeligen Zincum-Kinder ist, dass sie nachts im Bett oft Krämpfe bekommen, häufiger in den Wadenmuskeln als in den Füßen.

Sie sind sehr kälteempfindlich und frieren ständig. Sie bekommen durch Kälteexposition entzündete Augen. Die Zincum-Kinder haben eine deutliche Verdickung der Lidränder, eine chronische Blepharitis und chronische Konjunktivitis, und sie entwickeln eine ausgeprägte Photophobie.

Sie sind höchst empfindlich gegenüber Geräuschen, genauso empfindlich wie die *Ignatia*-Kinder. Es stört sie außerordentlich, wenn gesprochen wird. Wenn das Kind versucht zu arbeiten und jemand im Zimmer spricht, wird es dadurch stärker gestört als durch die Geräusche spielender Kinder.

Auch bei Erwachsenen, die dadurch völlig erschöpft werden, dass Leute mit ihnen reden, ist das sehr oft ein Leitsymptom für *Zincum*.

Ein weiterer, starker Hinweis auf *Zincum* ist eine Vorgeschichte mit einem deutlichen, generalisierten Hautausschlag in der frühen Kindheit und eine Chorea, die sich in der Jugend entwickelt.

Viele dieser Zincum-Kinder entwickeln einen heftigen Hunger um 11.00 Uhr vormittags, und sie schlingen ihr Essen und ihre Getränke einfach hinunter.

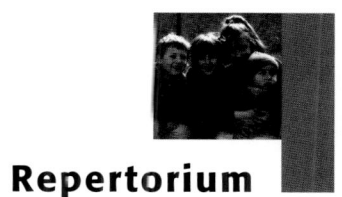

Repertorium

A

Abdomen s. „Bauch"	
Abendessen, zu spätes, macht Pavor nocturnus	Cina
Abends furchtsam, nervös, ängstlich	Brom.
Abends, nach einer Reihe von Anstrengungen leicht Kopfweh	Ign.
Abends Kopfschweiß	Sil.
Abmagerung	Abrot., Calc., Tub.
Abmagerung, Hunger	Abrot., Iod.
Abneigung, die eigenen Freunde treffen zu wollen, lässig	Sep.
Abneigung, die eigenen Freunde treffen zu wollen, Menschenscheu	Bar-c.
Abneigung gegen Arbeit, negativistisch	Sep.
Abneigung gegen Arbeit, träge	Graph.
Abneigung gegen Essen, überhaupt	Bry.
Abneigung gegen Fett (überempfindlich)	Carb-v.
Abneigung gegen Fisch, ausgeprägte	Graph.
Abneigung gegen Fleisch	Calc.
Abneigung gegen Gemüse und Salat	Mag-c.
Abneigung gegen Heißes, ausgesprochene	Calc.
Abneigung gegen Milch	Sil.
Abneigung gegen Schweinefleisch (s. auch unter „Speisen"!)	Puls.
Abneigung gegen Sprechen, findet Worte schwer	Thuj.
Abneigung gegen Süßes, ausgeprägte	Caust.
Abwärtsbewegung verschlimmert (sehr kennzeichnendes Führungssymptom)	Bor.
Abwehrende Wut	Nat-m.
Adoleszenz, morgens trotz ausreichenden Schlafes Müdigkeit und Unausgeschlafenheit	Mag-c.

Adoleszenz, nach der – choreatische Erscheinungsbilder	Zinc.
Adoleszenz verzögert	Zinc.
Affektiv leicht zu führen, immer entgegenkommend	Puls.
After brennt, rau, nach Erkältungsdurchfall	Petr.
Aftergegend stark wund nach Durchfall	Mag-c.
Afterreizung, Afterfissuren nach Durchfall	Mag-c.
Ängstlich, ärgerlich, reizbar, verhungert, dünne Beine	Abrot.
Ängstlich, bei Dunkelheit ins Bett zu gehen	Calc.
Ängstlich, nervös und schreckhaft bei Müdigkeit und Schläfrigkeit	Calc.
Ängstlichkeit, gewisse	Graph.
Ängstlichkeit, große	Ars.
Ängstlichkeit, furchtsam	Bar-c., Nat-m.
Ärgerlichkeit, extreme, dass Krankheitserscheinungen nicht sofort aufhören	Cham.
Ärgert sich, wenn er gehänselt wird, hasst das	Calc.
Akne, juvenile, an Augen oder Lippen, hinter Ohren	Graph.
Akne, Schulter, Rücken, Gesicht	Brom.
Aktivität, ruhelos wechselnd, kurzfristig	Ars.
Alpträume s. „Pavor nocturnus"	
Analekzem	Graph.
Anginaanfällig, und hohes Fieber dabei	Petr.
Angst bei Alleinsein	Sep.
Angst bei Dunkelheit	Calc., Calc-p., Phos.
Angst bei Dunkelheit, will aber nicht berührt oder geführt werden	Sep.
Angst, krank zu werden, sucht Gesellschaft	Ars.

Angst, sich zu blamieren (geistig aufgeweckt)	Ign.
Anlehnungsbedürftig an Menschen, Appetit gering, Durst groß	Ars.
Ansprechbarer, anziehender Kinder-konstitutionstyp	Ars.
Anstrengung, Bewegung und frische Luft bessern	Brom.
Anstrengung, – dazu gezwungen –. leicht außer Atem, Anfälle von Atemnot, kann nicht gut durchatmen – ohne körperlichen Anlass	Aur.
Anstrengung, geistige, macht typisches Hinterkopfweh	Petr.
Anstrengung, kleinste, macht sehr heiß, „dämpfig"	Calc.
Anstrengung macht, durch Schweiß dabei, leichte Erkältung	Calc.
Anstrengungsreihe, nach – abends leicht Kopfweh	Ign.
Anstrengung, sehr empfindlich gegen	Ars.
Anstrengungen ermüden sofort	Puls.
Anstrengungen möbeln auf, regen an	Fl-ac.
Antidot für Sulphur	Bell.
Antworten auf Fragen immer zögernd	Graph.
Antworten langsam, Auffassung langsam	Zinc.
Appetit ausgesprochen gut, Bauch und Leber dick, Patient verstopft	Sulph.
Appetit außergewöhnlich	Iod.
Appetit enorm, dünne, schmale Kinder	Psor.
Appetit enorm, Neigung zu Durchfällen (evtl. im Wechsel mit Rheumaschüben)	Abrot.
Appetit groß	Graph.
Appetit gut, Hungerschmerz um Mitternacht	Fl-ac.

(Arme im Schlaf über den Kopf gelegt	Puls.)
Arme: Parästhesien und Ermüdung nach der Schule ohne örtlichen Befund an den Extremitäten	Fl-ac.
Artikulation s. auch „Sprache"	
Artikulationsschwierigkeiten, dadurch erschwertes Sprechenlernen	Nat-m.
Artikulationsschwierigkeiten, leicht –, grimassiert nach Anstrengung	Ign.
Arzneibilder mit „Furcht und Schrecken", eigentliche „Nervenmittel"	Ars., Cham., Cina, Ign., Mag-c., Stram., Zinc.
Asthmaanfall mit Schluckstörung	Brom.
Asthma-Durchfall-Vikariation (Adoleszenten)	Ars.
Asthma, Frühjahrsverschlimmerung, Heufieber usw.	Psor.
Asthma: plötzliche Brustenge, krampfhafte Bronchialattacken von 13–15 Uhr gehäuft, manchmal frühmorgens oder um Mitternacht, Nachlassen mit zähem, weißem Sputum	Ars.
Asthma mit typischer Besserung in frischer Luft	Iod.
Asthma nach unterdrückten Hauterscheinungen (eher geeignet als Graphit!)	Ant-c. Nat-m., Psor., Sulph., Thuj.
Atem stinkend (Tonsillitis chronica)	Sulph.
Atemnot, leichte, wenn gezwungen, sich anzustrengen, ohne körperlichen Anlass, Schwierigkeit durchzuatmen	Aur.
Aufbrausend, Empfindlichsein	Petr.

Auffassung langsam, Antworten langsam	Zinc.
Aufgeweckt-lebhaft	Iod.
Aufgeweckt-lebhaft, schlanker Typ	Puls.
Aufmerksamkeitsmangel (Aufträge vergessend)	Caps.
Aufmerksamkeitsmangel (nachlässig)	Petr.
Auf- und Abgehen, nervöse Unruhe	Iod.
Aufwachen mit hellem Lachen (bei Einschlafstörung)	Sulph.
Aufwachen mitten in der Nacht, aufgeregtes Umherlaufen, wie Schreckliches ahnend	Ars.
Aufwachen normal (heiter) – Kind spielt	Cypr.
Aufzug-(Lift-)fahren abwärts höchst unangenehm	Bor.
Auge: akutes Hordeolum mit großer Reizung	Sulph.
Auge: Blepharitis mit Borken, Wimpernverlust	Sulph.
Auge: entzündet bei jeder Erkältung	Zinc.
Auge: morgens verklebt, Blepharitis	Graph.
Augenbindehautentzündung, chronische, mit ungewöhnlicher Lichtscheu (s. auch „Konjunktivitis")	Zinc.
Augenbindehautentzündung durch Tränensackeiterung	Petr.
Augentränen und Niesen, Neigung zu	Iod.
Augenumgebung eigenartig gerötet, juckend	Ant-c.
Augenumgebung: Risse am inneren Canthus	Petr.
Augenwinkelekzem	Graph.
Ausbrüche, grundlose, mitten im Spiel, danach Niedergeschlagenheit	Iod.

Ausdauer fehlt, nervös-eruptiv	Mag-c.
Ausdauer mangelnd	Calc.
Ausdauer wenig (dünner Typ)	Sulph.
Ausscheidungen stinken alle	Sulph.
Aussehen schmutzig, ungewaschen, ungesund	Psor.
Auto fahren macht leicht schwindlig und krank	Calc.
Autokrankheit, Neigung zu	Bar-c., Bor., Petr., Tab.
Autokrankheit	Cocc.

B

Backen auffallend hellrot, Rheumatiker, Perikarditis-Neigung	Iod.
Backen auffallend rot	Caps.
Backen: die eine rot, die andere blass	Cham.
Bauch, legt sich auf den –, bei Leibweh	Cina
Bauch: rechte Fossa iliaca auffällig stark gefüllt, Zökum chronisch gereizt, Obstipation	Thuj.
Bauch ziemlich dick	Calc.
Bauch und Leber dick, Appetit groß, Obstipation	Sulph.
Bauchweh- und Tenesmenneigung	Merc.
Beeindruckbar, beeinflussbar, leicht aus der Fassung zu bringen	Ant-c.
Beine dünn, reizbares ängstliches Wesen, ärgerlich, verhungert wirkend	Abrot.
Beleidigt, schnell –, querköpfig, widerborstig, leicht in Wut	Petr.
Belladonna: Antidot für	Sulph.
Beobachten aus einer Ecke, abwehrende Wut vorher	Nat-m.

Berührung bedeutet emotionale Belastung, unter Umständen bis zur Ohnmacht	Ant-c.
Berührung, sehr empfindlich gegen	Ars.
Beruhung, überempfindlich gegen	Caps.
Beruhigung durch Zuspruch leicht, bei Ängstlichkeit	Ars.
Beschäftigung erschöpft	Bar-c.
Besserung durch kalte Anwendungen	Fl-ac., Puls.
Bettdecke von sich stoßend (besonders bei Fieber), dann Frösteln bei Luftzug über den Kopf	Sulph.
Bettdecke, Füße darunter hervorstreckend (nicht nur Sulph.!)	Calc.
Bettzeug, Bedeckung des Körpers mit –, wird bei hohem Fieber nicht vertragen	Fl-ac.
Beweglich (geistig), hochempfindsam, kapriziös, nervös	Ign.
Bewegung, Anstrengung und frische Luft bessern	Brom.
Bewegung und Gesellschaft bessern Müdigkeit und Trägheit	Sulph.
Bewegungen plump und schwerfällig beim Sport	Calc.
Bindehautentzündung, ungewöhnliche Lichtscheu (s. auch „Konjunktivitis")	Zinc.
Blähungen, dann große Kotballen	Carb-v.
Blähungskoliken, Wärme bessert	Cham.
Blässe, gelbliche	Bar-c., Carb-v., Caust., Lyc., Sep.
Blässe, plötzliche, legt sich hin; traurige, nervöse Furcht dabei	Ars.

Blamieren, Angst sich zu – (geistig aufgeweckt)	Ign.
Blass, sofort –, bei emotionaler Belastung	Ant-c.
Blass, fahl um Nase und Mund herum (bei gleichzeitig umschriebener Wangenröte, ähnlich wie bei Cham.)	Cina
Blepharitis, chronische, Augen morgens verklebt	Graph.
Blepharitis, Neigung zu, allgemein	Psor.
Blepharitisschübe, Wimpernverlust am Auge	Sulph.
Blutstauungen, wenn er gezwungen wird, bei heißem Wetter still zu stehen	Kali-s.
Bohren oder Zupfen an der Nase, dauernd	Cina
Brennen vorherrschend bei allen Erscheinungen	Ars., Carb-v., Caps., Caust., Canth., Phos.
Brennen der Füße	Sulph.
Brennende rote Hände und Füße, Hitze	Fl-ac.
Brennschmerz zwischen den Schulterblättern	Phos.
Bronchitis mit sehr zähem, klebrigem Sputum, das kaum aus dem Mund herausgebracht werden kann (ähnlich Kali-bi.)	Mag-c.
Bronchitis, Neigung zu	Phos.
Bronchitis und spastische Kehlkopfattacken (zu „unpassender Zeit")	Ign.
Bronchitis von Erkältung (Pulsatilla-Typ) geht in Bronchopneumonie der linken unteren Lunge über, dann bessere Erfolge mit	Kali-s.
Buchstaben und Worte beim Schreiben verwechselnd	Fl-ac.

C

Cholerisch-empfindlich-aufbrausend, leicht gereizt	Caps.
Cholerisch-unleidlich, launisches Hin und Her	Cham.
Choreatische Erscheinungsbilder nach der Adoleszenz	Zinc.
Choreatisch-ungeschickt, trotz Begabung, es entstehen viel Scherben	Agar.

D

Dakryozystitis, aszendierende, von Lidwinkelriss	Petr.
Darmkolik, Neigung zu	Petr.
Darm- und Magenkrankheiten unerwartet aus voller Gesundheit	Ars.
Debil erscheinend, klein, träge, entwicklungsrückständig, adenoid	Bar-c.
Decke (Bett-) von sich stoßend, besonders bei Fieber, dann aber Frösteln bei Luftzug über den Kopf	Sulph.
Defätistisch, sieht Lage immer hoffnungslos	Graph.
Denkunsicherheit bei Examensaufregung	Arg-n.
Denken langsam, Reaktionszeit langsam	Carb-v.
Depressiv-traurig (nicht weinerlich), denkt lange über Kleinigkeiten nach	Thuj.
Dick, gut genährt und gewachsen, dicke helle Haare, raue Haut	Sulph.
Dick, weich, hell, frostig, träge, sieht überraschend gut aus, trotzdem aber wenig geistige und körperliche Energie	Calc.
Dick, ziemlich lasch, verstopft, plumpe Bewegungen, rote Wangen (nicht immer!), stets ausgeprägt vergesslich	Caps.

Dick (ziemlich übergewichtig), bleich,
eigenartige Rötung um die Augen,
oft feuchte Ekzeme hinter den Ohren,
reizbar, furchtsam   Ant-c.

Dicklich, reaktionsträge, Neigung zu
weinen, anschmiegsam, liebevolle
Zuwendung verlangend, hitzeempfindlich, frostig, Widerwille gegen
Schweinefleisch   Puls.

Dick, schwer, bleich, immer frostig,
ständig verstopft, ausgeprägte Hauterscheinungen, auffallend müde, träge,
zögernd antwortend, ängstlich-
defätistisch, ausgeprägte Abneigung
gegen Fisch   Graph.

Dicklich, träge, sitzt gern herum, meist
verstopft, eigensinnig, halsstarrig,
Mangel an Selbstvertrauen, arbeits-
abgeneigt, schnell ermüdbar, gelblich
belegte Zunge   Kali-s.

Dick (zu fett), hellhäutig und blond (meist),
heiter, freundlich, glücklich, aber leicht
aus der Fassung, mit hitziger Röte,
depressiv-traurig, Dunkelangst im
Freien, Sonnenhitze nicht vertragend,
Aknepickel Gesicht, Schulter, Rücken   Brom.

Druck bessert alles   Bry., Ign.

Drüsenschwellungen, harte Vergrößerung   Calc., Iod.

Dünn, erschöpft, hungrig, graue, u.U.
faltige Haut, ärgerlich-reizbar-ängstlich,
unterernährt   Abrot.

Dünn, feiner Körperbau, zarte Haut, feines
Haar, nervös, immer hochgespannt,
ängstlich, furchtsam, erschöpfbar,
intelligent, sehr ordnungsliebend   Ars.

Dünn, frostig, schmal, blasse feine Haut,
feine blonde Haare, empfindlich,
schwierig, differenziert, verträgt keine
Einmischung in sein Leben, Neigung
zu partiellen Schweißen, u. U. Milch-
unverträglichkeit und vergrößerte
Halsdrüsen   Sil.

Dünn, immer krank, wenig Widerstandskraft, ungesundes Aussehen, schmutzige
Hautbeschaffenheit   Psor.

Dünn, langer Wuchs, eher gelbliches
Aussehen, nicht selbstsicher, isst viel,
setzt kein Gewicht an, ausgeprägtes
Verlangen nach Süßem und nach
sehr heißem Essen, manchmal dicker
Bauch   Lyc.

Dünn (schlank), schmalbrüstig, dürre
Beine, vergrößerter Bauch, raue Haut,
die gern aufspringt, ermüdet, elend,
kann schlecht stehen   Sulph.

Dünn, schmächtig, zart, aufgeweckt,
nervös, störbar durch Atmosphärisches
(Gewitterangst), unbeständige
Zirkulation, Haar u.U. mit rötlichem
Schimmer, Furcht vor Alleinsein, liebt
Fleisch und Gewürztes   Phos.

Dünn, unruhig, immer hungrig, unerwartet reizbar, überempfindlich gegen
Wärme und Sonne   Iod.

Dünn (untergewichtig), hellhaarig, hellhäutig, zarte Knochen, weich,
nachgiebig, eigenartige Freude am
Leben, schon früh schlechte Zähne   Fl-ac.

Dumm, schwer lernend   Caps.

Dunkelheit, Angst, bei – ins Bett zu gehen   Calc.

Dunkelheit, Angst vor –, Heimweg in der –,
    Vorstellung, verfolgt zu werden   Brom.
Dunkelheit, Angst vor –, mit erstaunlicher
    Einbildungskraft   Ars.
Dunkelheits-Angst   Calc-p.
Dunkelheits-Angst und Pavor nocturnus
    aufgrund von gruseligen Geschichten
    und Erzählungen   Puls.
Dunkelheit, Furcht in der –, Schrecken vor
    fremden Geräuschen   Kali-s.,
        Puls.
Dunkelscheu (glaubt jemand hinter sich)   Thuj.
Durchfälle, After brennt, rot, rau, nach
    Erkältung   Petr.
Durchfälle, akute, von Bronchitis begleitet,
    Neigung zu Bronchopneumonie   Mag-c.
Durchfälle entkräften schnell (Kollaps-
    neigung), dabei Unruhe, Aufregung,
    Schweiße, graue Haut, hinterher
    auffällig schnell erholt   Ars.
Durchfälle, grüne, nach Blähungskoliken   Cham.
Durchfälle mit schäumigen, fetten, weißen
    Stühlen   Iod.
Durchfälle, stinkend wässrige   Carb-v.
Durchfälle, 4–5 Uhr, stinkend, aus dem
    Bett treibend   Sulph.
Durchfall, farblos, schmierig (fettig),
    viel Blähungen dabei   Thuj.
Durchfall, Frostgefühl bei warmem Wetter   Puls.
Durchfall, heiße Getränke verschlimmern   Arg-n.,
        Fl-ac.,
        Lyc.,
        Sec.
Durchfall macht schmerzhafte Afterfissuren
    und Afterreizungen   Fl-ac.

Durchfallneigung, enormer Appetit evtl. Durchfälle im Wechsel mit rheumatischen Schüben	Abrot.
Durchfallneigung und Neigung zum Erbrechen, ganz plötzlich	Bor.
Durchfall, wässrig-weiß	Cina
Durchfall mit weißem Stuhl, pastös-farblos, auch Unverdautes enthaltend, dabei „riecht das ganze Kind sauer"	Mag-c.
Durst bei fieberhaften Halserkrankungen und Mastoiditis, sehr heftig (schüttelt sich nach Trinken!)	Caps.
Durst bei fieberhafter Erkrankung	Bry.
Durst, großer, nach kalten Getränken	Ars.
Durst, heftiger, nach den Mahlzeiten, bei Magen- und Verdauungsstörungen	Caust.
Durst, viel (trockener und heißer Mund)	Sulph.

E

Eigensinnig	Kali-s.
Eigensinnig, halsstarrig, reizbar	Cina
Eigensinnig, halsstarrig, schwer zu leiten, reizbar	Sil., Sanic.
Eigentumsverliebtheit („Meins ist das Beste")	Sulph.
Einbildungskraft lebhaft, furchtsam, nervös	Ars.
Einmischung in sein Leben nicht vertragend	Sil.
Eis liebend, gerne essend	Calc.
Eisenbahnfahren macht leicht schwindlig und krank	Calc.
Eisenbahn- und Autokrankheit, Neigung zu	Bor., Bar-c., Calc., Petr., Tab.

Ekzem am Kopf, hartnäckig	Carb-v.
Ekzem an der Stirnhaargrenze, Haut fett und unrein	Nat-m.
Ekzem in den Falten (Ellenbeugen), nachts verschlimmerte Beschwerden	Sulph.
Ekzem, Tagesverschlimmerung	Petr.
Ekzeme	Graph.
Emotionale Belastung bringt aus der Fassung	Ant-c.
Empfindlich gegen fremde Menschen, feinfühlend, verletzbar	Thuj.
Empfindlich, sehr, gegen Sinneseindrücke (Geräusche, Gerüche, Berührung) und Anstrengung	Ars.
Empfindlich, unfähig, Schmerz zu ertragen	Cina
Empfindlichkeit gegen Enttäuschungen (furchtsam, schreckhaft, lange betrübt)	Aur.
Empfindlichkeit gegen Kälte	Ant-c., Petr., Psor.
Empfindlichkeit gegen plötzlichen Temperaturwechsel	Phos.
Empfindlichkeit gegen Spott, ganz besondere	Calc.
Empfindlichkeit, Überempfindlichkeit gegen Schmerzen	Cham.
Empfindsam, aber leicht zu führen, entgegenkommend	Puls.
Empfindsam-empfindlich	Caust.
Empfindsam, nervös, reizbar, überspannt	Ars.
Empfindsam (sehr), „kapriziös", nervös, geistig beweglich	Ign.
Entmutigt, hoffnungslos, ängstlich und reizbar bei Unpäßlichkeit	Psor.

Entmutigt, leicht	Carb-v.
Entsetzen und Schrecken s.	
„Nervenmittel"	
Enttäuschungen, furchtsame und	
schreckliche Empfindlichkeit dagegen,	
lange betrübt	Aur.
Entwicklung allgemein verzögert	Zinc.
Entwicklung langsam, Symptom des	
Kopfnickens	Sep.
Entwicklungsmangel (Fünfjähriger sieht	
aus wie Dreijähriger)	Aur.
Entwicklungsverspätung (schlechte	
geistige Entwicklung)	Bar-c.
Enuresis beim Einschlafen bis 22 Uhr	
(oft bei Verstopfung)	Sep.
Enuresis im ersten Schlaf	Sep.
Enuresis von Erkältung	Sil.
Enuresis-Neigung	Caust.
Enuresis-Neigung bei Verstopfung	Sep.
Erbrechen, danach sofort wieder Essen	
verlangend	Cina
Erbrechen und Durchfall plötzlich,	
neigt zu	Bor.
Erde essend (und Unverdauliches)	Calc.
Erhitzung, Rötung, Jucken aller Körper-	
öffnungen	Sulph.
Erkältet bei jedem Wetterwechsel, ohne	
jede Infektionsmöglichkeit	Bar-c., Psor.,
	Sep., Tub.
Erkältet, leicht, im Beginn Halsentzün-	
dungen und vergrößerte Tonsillen	Bar-c.
Erkältet, rasch, durch Schwitzen bei	
Anstrengung	Calc.
Erkältung bei warmem Wetter	Puls.
Erkältung – Durchfall	Calc.

Erkältung perakut (heftiges Niesen, scharfer, wässriger Schnupfen, evtl. Heiserkeit, schon nach 24 Stunden Bronchitis oder Asthma)	Ars.
Erkältungsfolgen bei schmalen Kindern mit großer Reizbarkeit	Cham.
Ermüdet, dabei Schmerzen in unterer Zervikalregion	Zinc.
Ermüdung außerordentlich leicht, widerspenstig, reizbar	Bar-c.
Ermüdung, dadurch leicht zittrig	Ign.
Ermüdung: qualvolle Anstrengung, die Augen offen zu halten	Bar-c.
Erregbar, hitzige Rötung, leicht aus der Fassung zu bringen, sonst auffällig glücklich und heiter	Brom.
Erregung: reizbar, schlägt heftig um sich	Bor.
Erregbar, sehr, möchte nicht bewegt werden, allein gelassen sein, durstig, will große Trinkmengen	Bry.
Erregung endet in Tränen	Bar-c.
Erregungsüberempfindlich	Caust.
Erröten, Neigung dazu, dann schnell wieder blass	Puls.
Erschöpfbar, schnell –, kommt mit Kopfweh von der Schule	Mag-c.
Erschöpfbar, wenig Widerstandskraft, immer krank, (eher schmal als fett)	Psor.
Erschöpft, bei systematischer Beschäftigung sehr rasch	Bar-c.
Erschöpfung, dadurch leicht zittrig	Ign.
Erschöpfung, plötzliche, mit Niederlegen, Blasswerden, Traurigkeit	Ars.
Essen, nach dem – träge (sehr)	Puls.
Essen ist Schlingen, nicht Kauen	Zinc.

Essen, wohler nach dem	Brom.
Examensfurcht, Lampenfieber	Stroph.
Examensfurcht, „verliert die Nerven",	
alle Arten von Verdauungsstörungen	Ign.
Extremitäten bläulich-kühl	Carb-v.

F

Fassung, leicht aus der – zu bringen, Tränen	Ant-c.
Fassung, leicht aus der – zu bringen, hitzige Röte	Brom.
Fassung, leicht aus der – zu bringen; liebt nicht, dass man ihm etwas sagt	Bar-c.
Faul (der Arbeit abgeneigt)	Kali-s.
Faul, geistig schwach, initiativelos gibt sich, als strenge alles schrecklich an	Aur.
Faul, geistig träge	Carb-v.
Faul, wohlgenährt, hell, frostig, fett	Calc.
Faul, träge Lässigkeit	Sep.
Faul, träge, zögert zu antworten	Graph.
Feinfühlend, aber verletzlich	Thuj.
Feinfühlend, zuneigungsempfänglich (beides!)	Thuj.
Feminin wirkender, pastöser Jüngling im Entwicklungsalter	Calc.
Fensteröffnen verlangend bei jeder Art von Erkrankung	Sulph.
Fett, dünnes Haar, reaktionsträge, große Neigung zu weinen, anschmiegsam, nach liebevoller Zuwendung verlangend	Puls.
Fett, eigenartige Rötung um die Augen	Ant-c.
Fett, heiter, freundlich, glücklich, hellhäutig, blond	Brom.
Fett, schwer, bleich, verstopft	Graph.

Fett, schwer, meist rote Backen	Caps.
Fett s. auch „Dick"	
Fieber, auffällig hohes, bei akuten Krankheiten	Fl-ac.
Fieber, auffällig hohes, bei Mastoiditis und Halsentzündung, sehr durstig auf kalte Getränke, schüttelt sich nach dem Trinken	Caps.
Fieber: Bettdecke von sich stoßend wegen Hitze, aber fröstelnd bei Luftzug über den Kopf	Sulph.
Fieber, hohes: Bettzeug auf dem Körper wird nicht als Bedeckung vertragen	Fl-ac.
Finger haben leicht blutende Risse (Rhagaden) von Kälte und kaltem Wasser	Graph.
Fingernägel brechen leicht	Fl-ac.
Fissuren an den Fingerspitzen, die an Wintertagen „aufspringen"	Petr.
Fissuren der Haut	Graph.
Fissuren der Haut, stinkend, eitrig-wässrig absondernd, immer gereizte Haut	Psor.
Flatterhaftes Wesen, dadurch Schulversagen, fahrig, Scherben!	Agar.
Flatulenz, schmerzhafte, Wärme bessert	Cham.
Fleisch s. „Speisen"	
Folgen von Infektionskrankheiten, diverse Störungen	Carb-v.
Fragen nur zögernd beantwortend, innerlich die Worte suchend	Thuj.
Fragen nur zögernd beantwortend, träge	Graph.
Freude, eigenartige – am Leben, die einfachsten Dinge bereiten Freude	Fl-ac.
Freunde, Abneigung, sie zu treffen, lässig	Sep.

Freunde, Abneigung, sie zu treffen,
    Menschenscheu   Bar-c.
Freundlichkeiten, empfänglich für   Thuj.
Frischluft bessert, aber kälteempfindlich   Thuj.,
                                      Mag-c.
Frischluftverlangen, aber empfindlich
    gegen feuchte Kälte, Nebel und Regen   Thuj.
Fröhlich   Brom.
Frösteln bei Temperaturwechsel, muss
    sofort niesen   Nat-m.
Frostig und empfindlich gegen muffige,
    dumpfe Luft   Lyc.
Frostig, kälteempfindlich   Sep.
Frostig veranlagt, sehr −, trotzdem durch
    kleinste Anstrengung sehr heiß,
    „dämpfig"   Calc.
Furcht im Dunkeln, lehnt trotzdem ab,
    geführt oder berührt zu werden   Sep.
Furcht im Dunkeln, Schrecken vor fremden
    Geräuschen   Kali-s., Puls.
Furcht vor allem Ungewöhnlichen und
    Unbekannten   Ars.
Furcht vor Examen, „verliert die Nerven",
    alle Arten von Verdauungsstörungen   Ign.
Furcht vor Menschen, vor allem vor
    Fremden in der Umgebung   Bar-c.
Furcht vor plötzlichen Geräuschen   Bor.
Furcht vor Unangenehmem, dadurch
    alle Art von Verdauungsstörungen   Ign.
Furchtsam, sehr nervös, lebhafte
    Einbildungskraft   Ars.
Furchtsamkeit nimmt zu, je mehr man
    sich um das Kind bemüht oder es
    anschaut (es schreit, wenn der Arzt
    ans Bett tritt)   Ant-c.

Fuß aus dem Bett streckend, nachts   Calc., Sulph.
Füße heiß, als brennend empfunden, auch
    Kopf heiß, die Füße aus dem Bett
    gestreckt   Cham.
Füße und Hände rot   Sulph.
Füße und Hände ruhelos, gleichzeitig müde
    und matt   Zinc.
Füße kalt, Hände heiß (und umgekehrt)   Sulph.
Fußgelenke werden leicht mal verrenkt   Calc.
Fußschweiß stinkend   Fl-ac.

G

Gähnt dauernd, als ob das Kiefergelenk
    luxieren würde   Cina
Gastritis, akute Verdauungsstörung,
    Verschlimmerung durch heiße
    Getränke, Neigung zu Gelbsucht   Fl-ac.
Gastritis entwickelt sich zur Gelbsucht,
    wenn vorher Pulsatilla indiziert war   Kali-s.
Gedächtnis sehr schlecht   Aur.
Gedanken schwinden (Examen,
    Aufregung!)   Arg-n.
Geistig beweglich, hochempfindsam   Ars.
Geistig beweglich, hochempfindsam,
    kapriziös, nervös   Ign.
Geistig mangelhaft entwickelte Kinder   Bar-c., Bor.
Geistig schwach   Aur.
Gelbsucht, kindliche, akute, katarrhalische,
    nach „Pulsatilla"-Gastritis, am
    häufigsten ist indiziert   Kali-s., Sulph.
Geldwertgefühl, sicheres, schon bei
    kleineren Kindern   Sulph.
Gelenke steif, Gelenkschmerzen, Gefühl,
    Gelenke seien zusammengeschnürt   Caust.
Geräuschüberempfindlich   Caps.

Geräusche, empfindlich gegen –, die das Kind nicht versteht, die es sich nicht erklären kann	Petr.
Geräusche, fremde –, Schrecken vor –, Furcht im Dunkeln	Kali-s., Puls.
Geräusche machen nervös	Ars.
Geräusche, plötzliche –, irritieren sehr, Furcht, Schreckhaftigkeit	Bor.
Geräusche, sehr empfindlich gegen	Aur., Cham.
Geräusche: überempfindlich besonders gegen gesprochenes Wort	Zinc.
Geräuschempfindlichkeit, höchste, keinem anderen Mittel vergleichbar, Wut, Tränen, kann danach nicht mehr arbeiten, nichts mehr aufnehmen	Ign.
Gerstenkörner, viele	Hep.
Geruch und Geschmack sehr ausgeprägt und scharf (als Sinnesfunktion)	Aur.
Gerüche, sehr empfindlich gegen	Ars.
Geschmacksüberempfindlich	Caps.
Gesellschaft, in – vollkommen zufrieden und glücklich, sitzt ruhig da und spielt	Calc.
Gesellschaft, in eine – erst einmal einbezogen, glücklich, bei sonstiger lässiger Abneigung, Freunde zu treffen	Sep.
Gesellschaft und Bewegung bessern Müdigkeit	Sulph.
Geschichten, gruselige, beeindrucken sehr (Dunkelfurcht oder Pavor nocturnus)	Puls.
Gesicht blau, konvulsivische Wut, ungezogenes Kleinkind	Cham.
Gesicht gerötet	Caps., Ferr.
Gesicht gelegentlich gerötet	Graph., Ferr.

Gesicht gerötet, jäh, aber blutarm erscheinend, grazil, blau durchschimmernde Venen	Ferr.
Gesicht mit umschriebenen Flecken auf den Wangen, Röte und Blässe um den Mund	Cina, Sang.
Gesicht: ungeordnete Muskelzuckungen nach Anstrengung	Cina
Gesichter, schreckliche – im Alptraum sehend	Calc.
Getränke, heiße, verschlimmern Durchfall	Fl-ac., Arg-n., Lyc., Sec.
Gewichtszunahme, keine –, trotz großen Appetits	Iod.
Gleichgültig-negativ	Sep.
Grimassieren, leicht, nach Anstrengung, beim Sprechen, angestrengter Gesichtsausdruck	Ign.
Grimassieren, ungeordnetes, nach Anstrengung	Cina
Grundlos heftige Zornausbrüche mitten im Spiel	Iod.
Gruselige Geschichten beeindrucken sehr, Alpträume	Puls.
Gurgeln im Bauch bei Durchfall	Thuj.

H

Haare dick, hell	Sulph.
Haare etwas dunkel, fettes Kind, reaktionsträge, anschmiegsam, große Neigung zum Weinen, nach liebevoller Zuwendung verlangend	Puls.
Hände kalt, Kopf heiß (und umgekehrt!)	Sulph.
Hände und Füße brennend rot, Hitze	Fl-ac.

Hände und Füße rot	Sulph.
Halsansatz, Schmerzen im hinteren –,	
bei Ermüdung	Zinc.
Halsdrüsen an beiden Seiten der	
Sternocleidomastoidei	Bar-c.
Halsdrüsen im Nacken, kleinste	Nat-m.
Halsdrüsen vergrößert, sehr oft	Bar-c.
Halsentzündung, Druck und feste Speisen	
lindern aber	Ign.
Halsentzündung und vergrößerte Tonsillen	
im Beginn jeder Erkältung	Bar-c.
Halsstarrig	Kali-s.
Halsstarrig, eigensinnig	Cina
Hassausbrüche, unvernünftige, plözlich	Fl-ac.
Hasst Hänselei und Geärgertwerden ganz	
ausgesprochen	Calc.
Hast, dadurch Ungeschick	Nat-m.
Hauen nach Menschen der Umgebung,	
nach der Mutter, extrem reizbar	Cham.
Haut blass, aber nicht erdig (wie Bar-c.),	
schon eher rote Wangen	Bor.
Haut blass, wenig Farbe, erdig	Bar-c.
Haut dunkel, schwarze Haare, ruhelos	Iod.
Haut: dunkle Typen, erröten leichter,	
schwitzen leichter, zeigen eine fettige	
Hautbeschaffenheit	Nat-m.
Haut fein, unbeständige Zirkulation	Phos.
Haut grau, faltig, Kind erschöpft	
(Pylorospastiker)	Abrot.
Haut krustig, Blepharitis, juckt sehr	Bar-c.
Haut ölig, dunkelhaarige Typen	Thuj.
Haut trocken, rau, immer einige Pusteln	
in der Pubertät fettig, schwitzt	
nie, sieht immer ungesund aus, kein	
honigartiges Sekret wie Graph.	Psor.

Haut trocken, rau, neigt zu Aufspringen	Graph.
Haut trocken, Risse an unbedeckten Teilen, dünn, ungesundes Aussehen	Sulph.
Haut trocken, schuppig, bei Kleinkind und Säugling kupferfarbige Eruptionen der Kopfhaut	Mag-c.
Haut: typische Impetigo contagiosa, Wasser und Wärme verschlimmern alles	Ant-c., Psor.
Haut weiß, schweißig	Calc.
Hauterscheinungen, durch Berühren mit Wasser erheblich verschlimmert, Kind kratzt sich blutig	Ant-c., Psor.
Hauterscheinungen, durchgehende – in der kindlichen Krankengeschichte; sehr ratsam: Behandlungsbeginn mit:	Sulph.
Hauterscheinungen „eine Menge"	Caust.
Hauterscheinungen (Fissuren, Risse an Gelenkbeugen, Fingerspitzen, Lippen, Nasenöffnungen, After; feuchtes Krustenekzem hinter den Ohren, viel juckende Absonderungen) einander ähnlich bei:	Ant-c.
und bei:	Psor.
Hauterscheinungen, ganz charakteristisch an den Haargrenzen	Nat-m.
Hauterscheinungen, generalisierte	Zinc.
Hauterscheinungen, generalisiert und borkig, krustig	Bar-c.
Hauterscheinungen immer ausgeprägt (trocken, rau, bei Nasswetter Rhagaden bildend)	Sulph., Graph.
Hauterscheinungen: Lippenherpes und urtikarielle Schübe	Bor.

Hauterscheinungen schlimmer tagsüber	Petr.
Hauterscheinungen schlimmer nachts	Sulph.
Hautjucken eine Tortur, da Kind frostig ist, Wärme und Wolle aber alles verschlimmern	Psor.
Hautleiden und Asthma wechselnd, chronisch, im Adoleszentenalter	Ars.
Hautstellen, kranke –, unter Einfluss von Kälte, Wasser und kaltem Wetter (gerissene, gesprungene, leicht blutende Finger; auch dickes, gelbes, seröses Sekret)	Graph.
Heftigkeit, Plötzlichkeit	Iod.
Heimweh	Caps.
Heilung, schlechte, von Wunden	Sil.
Heiserkeit, chronische, neigt dazu	Caps.
Heiserkeit, zu – neigend, schmerzhafte Rachenkatarrhe und spastischer Kehlkopfhusten	Iod.
Helles, dünnes Haar; zartes, feines, scheues, leicht errötendes, immer entgegenkommendes Kind	Puls.
Hellhaarig, hellhäutig, untergewichtig, schlank, zarte Knochen	Fl-ac.
Herbstverschlimmerung der Erscheinungen	Petr.
Herpes an den Lippen	Bor.
Herumgehen bessert, auch Herumgetragenwerden	Cham.
Herumsitzend, wenig oder nichts tuend, zufrieden	Calc.
Herumwerfen, sich –, Schreien, Strampeln bei Störungen	Cham.
Herz-(Myokard-)rheuma nach Muskelrheuma	Brom.
Heufieber: Frühjahrsverschlimmerung	Psor.

Heufieber: Verschlimmerung immer erst später (Juni)	Brom.
„Himmelhoch jauchzend – zu Tode betrübt"	Ign.
Hitze, Schwüle und Sonnenbestrahlung werden nicht vertragen, Kopfweh	Nat-m., Iod., Puls., Kali-s., Petr.
Hitzeempfindlich	Puls.
Hitzeempfindlich (Sonne)	Brom., Iod.
Hitzegefühl bei Nacht	Sulph., Calc.
Hitzewallungen und Rötung des Gesichts nach heißen Speisen	Mag-c.
Hochempfindsam, geistig beweglich, nervös, kapriziös	Ign.
Hochgespannt, nervös, zartgliedrig, feines Haar, intelligenter Gesichtsausdruck	Ars.
Hodenhochstand (Kryptorchismus)	Aur.
Hoffnungslos-defätistische Einstellung	Graph.
Hordeolum, akutes, große Reizung, Hitze und Brennen der Lidränder; Wasseranwendung, Baden, Wärme verschlimmern	Sulph.
Hordeolum häufig, am Unterlid	Puls.
Hunger, Abmagerung	Iod., Abrot.
Hunger 11 Uhr	Zinc.
Hunger 11 Uhr, bei sonst gutem Appetit	Sulph.
Hungerschmerz um Mitternacht	Fl-ac.
Hungrig, gleich nach Erbrechen wieder Essen verlangend	Cina
Husten, zähes, klebriges Sputum, kaum aus dem Mund herauszubringen (ähnlich Kali-bi.)	Mag-c.
Hustenreiz, kalte Getränke bessern, Hals „wie eingeschnürt"	Brom.

| Hustenreiz, kitzelnd, spastisch, bis zur Atemnot | Brom. |
| Hyperämien, umschriebene, flammend rot | Caps. |

I

Ichbezogen, übelnehmerisch, unfähig, Scherz zu ertragen	Cina
Impetigo contagiosa, typische	Ant-c.
Impfungen, Erkrankungen danach	Thuj.
Infektionskrankheiten und Folgen davon, diverse Störungen	Carb-v.
Initiative, keine –, alles schrecklich anstrengend	Aur.
Interessanter, nervöser Kindertyp	Ars.
Intertriginöse Ekzeme	Graph.

J

Jucken, Erhitzung usw., Kratzen bessert nicht	Psor.
Jucken, Erhitzung, Rötung aller Körper- öffnungen, Kratzen bessert	Sulph.
Jüngling, pastös, feminin wirkend	Calc.
Jungfrau, pastös, gut genährt erscheinend, zu frühe, zu starke Regel	Calc.
Juckreiz aller Hauterscheinungen	Bar-c.
Juckreiz eine Tortur, da frostig, Wärme und Wolle aber verschlimmern; sich blutig kratzend	Psor.
Juckreiz-Neigung, leicht schwitzende Haut, Kratzen erleichtert nicht	Sep.
Juckreiz um gerötete Augenlider, am inneren öfters Risse, Neigung zu Dakryozystitis	Petr.

K

Kälte, gegen feuchte – empfindlich	Thuj., Bor.
Kälte, gegen – sehr empfindlich	Bar-c., Sep.
Kalte Anwendungen machen alles schlimmer, am Ohr bei Mittelohrentzündung bessern sie aber	Puls.
Kaltes Bad muntert sehr auf	Fl-ac.
Kapriziös, hochentwickelt, empfindsam, geistig beweglich, nervös	Ign.
Katarrhe, chronische –, neigend zu	Thuj.
Katarrhe langdauernd und störend	Aur.
Katarrhneigung, speziell, wenn zähschleimig	Hydr., Kali-bi.
Kaut beim Essen nicht, sondern schlingt	Zinc.
Kehlkopfattacken, spastische, und Bronchitis, zu unpassender Zeit	Ign.
Kehlkopfhustenanfälle, spastische, dabei heiße trockene Haut, Ängstlichkeit	Iod.
Keuchhusten, wenn Pulsatilla-Modalitäten, besser behandelt mit	Kali-s.
Kiefergelenk subluxiert, u. U. durch exzessives Gähnen	Cina
Kieferhöhleneiterung, Disposition zu	Brom.
Kieferwinkeldrüsenschwellungen oft bei eitrigen Infekten im Hals-Nasen-Ohrenbereich	Petr.
Kitzeln im Rachen, spastischer Husten, bis zur Atemnot	Brom.
Kleiner und untergewichtiger als die Mehrzahl anderer Kinder	Nat-m.
Kleinkind mit Harnentleerungsschwierigkeiten	Petros.
Kleinkind mit faltiger Haut, Zeichen des Flüssigkeitsverlustes	Abrot., Sanic., Sars.

Kleinkind schreit, wenn die Mutter es in das Bettchen niederlegen will (unangenehme Abwärtsbewegung)	Bor.
Kleinkind, ungezogenes, konvulsivische Wut, „blaues" Gesicht	Cham.
Knochen zart, hellhaarig, hellhäutig, schlank, untergewichtig	Fl-ac.
Körperöffnungen gerötet erhitzt, juckend	Sulph.
Koliken durch Blähungen, Wärme bessert	Cham.
Koliken mit nachfolgenden Durchfällen nach Obstgenuss	Bor.
Kollaps s. auch „Ohnmacht"	
Kollaps in der Schule, durch Kopfweh	Fl-ac.
Kollaps durch Stehen, durch eine bestimmte erzwungene Haltung in geschlossenem Raum (Schule, Kirche)	Sep.
Komfort liebend (dünner Typ)	Sulph.
Konjunktivitis, durch Dacryocystitis purulenta (aus Lidwinkelrissen entstanden) unterhalten	Petr.
Konjunktivitis durch Luftzug schlimmer	Puls.
Konjunktivitis mit ungewöhnlicher Photophobie	Zinc.

Konstitutionstypen

warmblütige –	Fl-ac., Jodide, Bromide, Kali-s., Puls.
ruheloser nervöser, zuckender –	Ign., Zinc.

1. Sulphur-Konstitutionstyp

1) gut genährt, gut gewachsen, großköpfig, gesund-aussehend, etwas schwerfällig, u.U. linkische Bewegungen, meist dicke,

helle Haare, u. U. raue Haut, ziemlich oft
rote Hände und Füße, auffallend rote
Ohren, häufig gerötete Lidränder
mit Blepharitis-Borken; streitsüchtig,
nörgelig, träge, unleidlich   Sulph.

2) schlank, schmalbrüstig, ziemlich spinde-
lige Beine, vergrößerter Bauch, weniger
gerötetes Kolorit, trockenere Haut, schwitzt
nicht so leicht, leicht Hautrisse an nackten
Teilen, weniger gesund und vital wirkend,
kann schlecht stehen, liebt Komfort.   Sulph.

2. Pulsatilla-Konstitutionstyp

1) zartes, feines Kind; helle, dünne Haare;
feine Haut; kälteempfindlich, unaus-
geglichene Zirkulation, errötet leicht
bei jeder Erregung, dann schnell wieder
blass, scheu empfindsam, immer
affektiv, leicht zu führen, immer ent-
gegenkommend   Puls.
Dieser Typ reagiert auch gut auf: Sil. oder Phos.

2) Etwas fetter als 1), eher etwas dunkleres
Haar, besser durchblutet, aber reaktionsträge, weint noch eher, nicht so aufgeweckt und heiter, anschmiegsamer,
liebevolle Zuwendung verlangend   Puls.
Dieser Typ reagiert auch gut auf: Sulph.

3. Calcium-Carbonicum-Konstitutionstyp

ähnlich a), aber nicht so „heißblütig",
eher kälte-empfindlich, Neigung zu
Mitesserbildung über der Stirn   Calc.

Konvulsivische Wut, ungezogenes Kleinkind,
„blaues" Gesicht   Cham.

Konzentration durch Geräusche total unterbrochen, extreme Geräusch-empfindlichkeit	Ign.
Konzentrationsmangel in der Schule auffallend, bei Inanspruchnahme Kopfweh	Fl-ac.
Konzentrationsunfähigkeit und Vergesslichkeit ausgeprägt	Bar-c.
Kopf groß	Bar-c., Calc., Sil., Sulph.
Kopf heiß, Füße brennend heiß, aus dem Bett gestreckt	Cham.
Kopf heiß, Hände kalt	Sulph.
Kopfnick-Symptom bei langsamer Allgemeinentwicklung	Sep.
Kopfschweiße, Neigung zu sauer riechenden	Calc.
Kopfweh beginnt nachts, Kind schlaflos, Aufstehen und Herumgehen bessert. – Auch als nervöses Kopfweh am Abend	Mag-c.
Kopfweh, besser durch festes Binden	Puls.
Kopfweh durch enge Kopfbedeckung im Hinterkopf; dann völlig unfähig, zu arbeiten, speziell zu denken oder sich zu konzentrieren	Carb-v.
Kopfweh, im Hinterkopf, bei geistiger Anstrengung	Petr.
Kopfweh in der Schule (bei Überan-strengung) im Hinterkopf	Carb-v.
Kopfweh in der Schule, durch Konzen-tration leicht müde	Fl-ac.
Kopfweh in muffiger Luft	Lyc.
Kopfweh, kongestives, in der Schule, Kollaps davon	Fl-ac.
Kopfweh mangels pünktlicher Mahlzeit	Sulph.

Kopfweh nach einer Reihe von Anstrengungen	Ign.
Kopfweh, niederdrückend in der Stirn	Bar-c.
Kopfweh, periodisch, alle 7 oder 14 Tage, bei Schulüberlastung, migräneartig; unerträglich sind Geräusch, Licht, Störungen jeder Art. – Kühle bessert.	Ars.
Kopfweh, von – ganz krank sein, durch Übergehen einer Mahlzeit (typisch für das Mittel)	Psor.
Kopfweh von schwüler Hitze, Sonnen-bestrahlung, auch von Schulunterricht, durch zu große Konzentration. – Über den Augen sitzender Druck nach unten (wie Bar-c.)	Nat-m.
Kopfweh, wenn Urin oder Stuhl angehalten wird	Fl-ac.
Krämpfe nachts im Bett	Zinc.
Krankheitsanfällig, typisch gelblich belegte Zunge (oft nur in der Mitte)	Kali-s.
Krusten-Ekzem	Graph.
Kryptorchismus	Aur.
Kupferfarbene Eruptionen auf schuppiger Kopfhaut (Säugling, Kleinkind)	Mag-c.

L

Lachen, helles, beim Erwachen (bei Einschlafstörung)	Sulph.
Lässigkeit, Trägheit	Sep.
Lange Reaktionszeit („lange Leitung")	Zinc.
Langsam beim Spielen	Calc.
Langsam im Denken, lange Reaktionszeit	Carb-v.
Langsam in Auffassung und Antwort	Zinc.
Langsam in der Schule lernend	Calc.

Launisch, extrem –; Herumgehen und Getragenwerden bessern	Cham.
Launisch, schlecht gelaunt, wütend	Hep., Iod.
Launisch, wechselnd, in sich gekehrt, still brütend, seufzt und schluchzt	Ign.
Lebensfreude, eigenartige –; einfachste Dinge bereiten übergroße Freude	Fl-ac.
Leber und Bauch dick, Obstipation, großer Appetit	Sulph.
Leblosigkeitseindruck (von der Wesensart des Kindes)	Aur.
Leibkrämpfe, heiße Milch bessert	Graph.
Leibweh durch Druck gebessert, Kind legt sich dabei auf den Bauch	Cina
Leibweh mit starken Schmerzen, Wärme bessert	Ars.
Leidenschaftlichkeit, heftige –, Kind schlägt bei Erregung um sich	Bor.
Leistenbeugenekzem	Graph.
Lernen, zu träge zum	Bar-c.
Lernen, zu träge zum –; wenn das Kind für etwas begeistert ist, lernt es aber	Bor.
Lichtscheu, ungewöhnliche – bei Konjunktivitis	Zinc.
Lift (Aufzug, Fahrstuhl) fahren abwärts höchst unangenehm	Bor.
Lippen auffallend rot	Sulph.
Lippenherpes und urtikarielle Schübe, Neigung zu	Bor.
Lordose, vorgestreckter Bauch, schlechter Stand	Bar-c., Sulph.
Luft, an der frischen – Besserung	Mag-c., Puls.
Luft, empfindlich gegen muffige, dumpfe –, dabei frostig	Lyc.
Luft, frische – bessert Asthma	Iod.

Luft, stickige –, schwüle Atmosphäre, Sauerstoffmangel, sehr empfindlich dagegen   Sulph.

Luftzug über den Kopf, Frösteln, sonst bei
Fieber Decke des Bettzeugs wegstoßend   Sulph.

M

Magen- und Darmkrankheiten unerwartet
aus voller Gesundheit   Ars.

Magenschmerzen, Wärme bessert schnell   Ars.

Magenstörungen und Verdauungsstörungen, dabei heftiger Durst nach
Mahlzeiten   Caust.

Magenverstimmung, „hysterische", aller
Art; schwere Kost und Unverdauliches
wird gut vertragen   Ign.

Mager, schlanker Nacken   Nat-m.

Mahlzeit, zu späte am Abend, macht
Pavor nocturnus   Cina

Mandeln s. „Tonsillen"

Mastoiditis anfällig für – und für hohes
Fieber   Caps.

„Meins ist das Beste"-Überzeugung   Sulph.

Melancholieneigung (nach schamhafter
Selbstbescheidung)   Ign.

Menschen, feinfühlend gegen fremde –,
verletzbar   Thuj.

Menschen suchend, Angst krank zu
werden   Ars.

Menschen werden geschlagen, extrem
reizbar   Cham.

Menschenfurcht   Bar-c.

Menschengedränge macht nervös und
unruhig   Petr.

Menstruation zu früh, zu lang, scheinbar
wohlgenährtes, puberales Mädchen   Calc.

Meteorismus, schmerzhaft, Koliken, Wärme bessert	Cham.
Meteorismus und große Kotballen	Carb-v.
Miktionsschmerz ohne Harnbefund	Bor.
Milch, heiße – bessert Leibkrämpfe	Graph.
Milchgenuss, Verdauungsstörung nach	Sulph.
Milchunverträglichkeit	Sil.
Milchunverträglichkeit, akut	Aeth.
Milchunverträglichkeit, noch zu denken an:	Lac-c., Lac-d.
Mitternachtshungerschmerz	Fl-ac.
Morgens ist die Verschlimmerungszeit	Thuj.
Müde, auffallend	Graph.
Müde und matt, gleichzeitig Hände und Füße ruhelos	Zinc.
Müdigkeit, Gesellschaft und Bewegung bessern	Sulph.
Müdigkeit nach der Schule	Fl-ac.
Müdigkeit nach dem Essen; gereizt, wenn im Ruhebedürfnis gestört	Sulph.
Müdigkeit und Schläfrigkeit, dabei wird das Kind nervös, ängstlich und schreckhaft	Calc.
Müdigkeit und Unausgeschlafenheit morgens, trotz ausreichender Schlafzeit (Pubertät)	Mag-p.
Mundwinkelekzem	Graph.
Musikempfindlich, u. U. erregbar bis zu Tränen, häufig auch debile Menschen	Thuj.
Muskeln weich und schwach	Mag-c.
Muskelrheumatismusbereitschaft bei fetten Kindern mit großen Mandeln, nachfolgend zu Herzmuskelrheumatismus neigend	Brom.
Muskelzerrung, leicht (ungeschickt)	Caust.

Mutlos, negativ	Bor.
Mutter wird geschlagen vom Kleinkind, das extrem reizbar ist	Cham.

N

Negativismus der Seelenhaltung	Sep.
Neigung zum Niesen und Augentränen	Iod.
Nervenmittel, eigentliche –, „Arzneibilder von Schrecken und Entsetzen beherrscht":	Ars., Bar-c., Bor., Cham., Cina, Ign., Mag-c., Zinc.
Nervös, ängstlich und schreckhaft bei Müdigkeit und Schläfrigkeit	Calc.
Nervös in Menschenmenge und Gedränge	Petr.
Nervös-sensitiv	Mag-c.
Nervös, überspannt, reizbar, empfindlich	Ars.
Nervöse Unruhe, Auf- und Abgehen	Iod.
Nervöser, ruheloser, zuckender Typ	Zinc., Ign.
Nichtstun und Herumsitzen, zufrieden dabei	Calc.
Niedergeschlagen, leicht – nach schamhafter Selbstbescheidung	Ign.
Niedergeschlagen nach plötzlichem Ausbruch, ohne Tränen	Iod.
Niedergeschlagen, traurig	Aur.
Niesen bei jedem Temperaturwechsel	Nat-m.
Niesen und Augentränen, Neigung dazu	Iod.
Nörgeln, unzufrieden, dick, streitsüchtig	Sulph.

O

Oberlippe angeschwollen und entzündet bei Stirnhöhlenkatarrh	Brom.
Obstgenuss macht Koliken und nachfolgend Durchfälle	Bor.

Obstipation, bei – sich wohler fühlend	Calc.
Obstipation, großer Bauch, dicke Leber, großer Appetit	Sulph.
Obstipationsneigung, chronische; harter Stuhl	Puls.
Obstipationsneigung, chronische; harter Stuhlgang, regelmäßiger anzutreffen als bei Pulsatilla bei:	Kali-s.
Obstipationsneigung, rechte Fossa iliaca auffällig stark gefüllt, chronische Zökumreizung	Thuj.
Obstipationsneigung; wenn verstopft, leicht Einnässen	Sep.
Ohnmacht bei emotionaler Belastung	Ant-c.
Ohnmachtsanfälle durch langes Stehen	Fl-ac., Sil., Sep., Sulph.
Ohnmachtsanfälle in der Schule durch kongestives Kopfweh	Fl-ac.
Ohren auffallend rot	Sulph.
Ohrenschmerzen, Frostgefühl bei warmem Wetter, aber Ohrenweh durch kalte Anwendung besser; sprengender, platzender Schmerzcharakter	Puls.
Ohrenentzündung (Otitis media) chronisch, mit Neigung zu Mastoidbefall	Thuj.
Ohrenentzündung, chronisch, und Ekzem	Caps.
Ohrenentzündung, durchgebrochen, gelbes, klebriges Sekret, wundmachend, hautreizend	Graph.
Ohrenentzündung mit großer Reizbarkeit	Cham.
Ohrenentzündung, Neigung zu –, (Durchbruch des Trommelfells, eitriger Ohrenfluss)	Aur.

Ohrmuskelekzem	Graph.
Ohrmuskelekzem, feuchtes	Ant-c.
Ohrtubenkatarrh, chronischer, davon schwerhörig	Iod.
Ohrtubenkatarrh (bei Schnupfen), in die Ohren ausstrahlende Schmerzen, dabei typische Hauterscheinungen	Petr.
„Onychogryposis"	Ant-c.
Ordnungsliebe, außergewöhnliche	Ars.

P

Pankreasstörungen, mit den typischen fettigen Stühlen und Harnzucker	Iod.
Parästhesien (Taubheitsgefühl) in den Armen, nach Schulermüdung, ohne Lokalbefund	Fl-ac.
Pavor nocturnus; Kind ist reizbarer und ärgerlicher, je mehr man sich um es müht	Ant-c.
Pavor nocturnus nach Überanstrengung am Tage oder Übermüdung am Abend	Bor.
Pavor nocturnus nach zu später Abendmahlzeit	Cina
Pavor nocturnus, Neigung zu	Calc-p., Phos.
Pavor nocturnus, oft durch Anstrengung verursacht	Ars.
Pavor nocturnus ohne Angabe oder Anhalt, was das Kind beeindruckt hat	Bar-c.
Pavor nocturnus um Mitternacht (Umherlaufen, verstört, wie Schreckliches ahnend)	Ars.
Pavor nocturnus und Dunkelangst, aufgrund von Beeindrucktsein durch Erzählung von Gruselgeschichten	Puls.

Pavor nocturnus, wacht schreiend auf,
  sieht schreckliche Gesichter in der
  Dunkelheit, kaum zu beruhigen — Calc.
Pedanterie, Ordnungsliebe, außerge-
  wöhnliche — Ars.
Perikarditis, trockene, im rheumatischen
  Formenkreis, Ruhebesserung, bei
  dem Kindertyp mit den auffallend
  hellroten Wangen — Iod.
Perikarditis mit ähnlichen Symptomen,
  es besteht aber großer Durst nach
  großen Mengen kalten Wassers und
  typischer Zungenbefund; das Kind
  ist benommen, träge, abgeneigt zu
  essen — Bry.
Photophobie (Lichtscheu), ungewöhnliche — bei Konjunktivitis — Zinc.
Potenzen, homöopathische —: auch in
  chronischen Fällen sind mittlere
  Potenzhöhen gut bei: — Puls., Kali-p.,
  Phos., Ant-c.

Potenzen, homöopathische —: immer
  C200 und höher verlangt die
  Anwendung von: — Calc.,
  Graph.

Prüfungsfurcht, „verliert die Nerven",
  alle Art von Verdauungsstörungen — Ign.
Pubertät: hochgradige Müdigkeit und
  Unausgeschlafenheit am
  frühen Morgen, trotz ausreichender
  Nachtruhe — Mag-c.
Pubertät verzögert — Zinc.
Pylorusstenose, kongenitale — Abrot.

Q

Qualvolle Anstrengung, die Augen offen zu halten, da außerordentlich rasch ermüdet	Bar-c.
Querköpfig, widerborstig, leicht in Wut	Petr.
Querulierend, nörgelnd, dick	Sulph.

R

Rachitis-Tendenz, besondere	Calc.
Räume, warme – werden schlecht vertragen	Cham.
Reaktionszeit, lange; langsam im Denken	Carb-v., Zinc.
Reisekrankheitsneigung	Bar-c., Calc., Bor., Petr., Tab.
Reizbar, extrem ruhelos, geht unzufrieden von einem zum anderen	Cham.
Reizbar, furchtsam, je mehr man sich um das Kind bemüht	Ant-c.
Reizbar, Heftigkeit, Plötzlichkeit	Iod.
Reizbar, müde, nach dem Essen	Bar-c.
Reizbar, nervös, überspannt, empfindsam	Ars.
Reizbar, schlägt bei Erregung heftig um sich	Bor.
Reizbar und widerspenstig, da außerordentlich leicht ermüdet	Bar-c.
Reizbar, verhungert, ängstlich, ärgerlich, dünne Beine	Abrot.
Resignierend, sich in sich selbst zurückziehend (steckt gern die Hände in die Taschen und gibt lieber das Spiel auf)	Calc.
Rhagaden	Graph., Ant-c.

Rhagaden an den Fingern, die an kalten
Herbst- und Wintertagen aufspringen   Petr.

Rheumatische Beschwerden nachts, Kälte
und Feuchtigkeit verschlimmern,
Durchfall wechselt häufig mit
Rheuma   Abrot.

Rheumatische Erscheinungen, besser bei
feuchtem Wetter   Caust.

Rheumatische Erscheinungen mit
auffallender, umschriebener
Rötung nur an einem oder an zwei
Gelenken   Caps.

Rheumatische Erscheinungen, nicht
selten durch Baden oder Schwimmen
in der See ausgelöst, die Gelenke
sind auffällig rot, trotz anfänglicher
Schmerzen bessern Kälte und
Bewegung (dünner Typ)   Sulph.

Rheumatische Erscheinungen, oft vorher
Durchfälle, Rheuma besser
durch Bewegung, neigt zu trockener
Perikarditis   Iod.

Rheumatische Erscheinungen, Tonsillen-
schwellung, Muskelrheuma, evtl.
später Herzmuskelbeteiligung mit
Gefühl von Herzenge   Brom.

Röte des Gesichts, Hitzewallungen, treten
nach heißen Speisen in Erscheinung   Mag-c.

Röte, Erhitzung, Jucken aller Körperöffnungen   Sulph.

Röte, hitzige; leicht aus der Fassung zu
bringen, sonst freundlich, heiter,
glücklich   Brom.

Rötung, eigenartige, um die Augen; fette
Kinder, bleich   Ant-c.

Rückenschmerzen, rechts den Rücken herabziehend, brennend, bei Ermüdung, oft sich an Schmerzen der hinteren unteren Zervikalregion anschließend	Zinc.
Ruhelos, extrem −, geht unzufrieden von einem zum andern	Cham.
Ruhelos, immer was zu tun	Ars.
Ruhelosigkeit, ausgeprägte	Iod.

S

Sabbern, viel	Bar-c.
Sabbern, viel − bei Soorerscheinungen	Bor.
Säugling bekommt von Milchgenuss Brechdurchfall	Sulph.
Säuregenuss (Früchte, Getränke) macht Verdauungsstörung mit dickbelegter, weißer Zunge	Ant-c.
Salzgier	Nat-m., Carb-v.
Sauberhalten des Kindes schwer, alle Ausscheidungen stinken	Sulph.
Saure Schweiße, Neigung zu −, diese vor allem am Kopf	Calc.
(Schlaf, im − legt Kind Arme über den Kopf)	(Puls.)
Schlaf mit Seufzen und Schluchzen	Aur.
Schlaf oberflächlich, Träume von Feuer und ähnlichem	Sulph.
Schläfrigkeit bei Tage (dicke, träge Typen), Nachtschlaf aber oberflächlich und schreckhaft, von Träumen unterbrochen	Sulph.
Schläfrigkeit und Müdigkeit macht nervös, ängstlich und schreckhaft	Calc.

Schlagen nach der Mutter, extrem gereizt	Cham.
Schlank, enormer Appetit, neigt zu Durchfall	Abrot.
Schlank, langer Wuchs; gelbliche „dicke" Haut; manchmal auch dicker Bauch	Lyc.
Schlank, schmalbrüstig, spindelige Beine, dicker Bauch	Sulph.
Schlank, untergewichtig, hellhaarig, hellhäutig, zarte Knochen	Fl-ac.
Schlank, zart, blond	Thuj.
Schlanker, magerer Nacken	Nat-m.
Schlapp, faul	Brom., Calc., Graph., Kali-s., Sulph.
Schlappheit bei warmem Wetter	Kali-s., Petr.
Schlappheit bei warmem Wetter, Kind verliert seine Lebhaftigkeit und Energie, neigt zu Verdauungsstörungen, wird weinerlich oder reizbar	Puls.
Schleimhautentzündungen, Neigung zu	Bor.
Schlimmste Zeit etwa um 21 Uhr, beruhigt sich (oft von selbst) um Mitternacht	Cham.
Schlingt, kaut aber nicht	Zinc.
Schluchzen und Seufzen im Schlaf	Aur.
Schmerzen beim Wasserlassen oder von Einnässen, ohne Entzündung im Harntrakt	Bor.
Schmerzen über dem Nasenrücken, Schnauben ohne Befreiung, endlich dicker, gelber Eiter	Brom.
Schmerzen untere Zervikalregion, bei Ermüdung, öfter auch den rechten Rücken wie brennend herunterlaufend	Zinc.

Schmerzen von anderen Kindern mitzu-
    erleben (oder nur die Vorstellung
    von Schmerzen) ist unerträglich;
    empfindlich dagegen, dass anderen
    Kindern wehgetan wird (oder
    anscheinend wehgetan werden soll!)   Caust.
Schmerz, überempfindlich gegen   Aur., Caust.
Schmollt gern   Sep.
Schmutziges, ungewaschenes, ungesundes
    Aussehen   Psor.
Schnell erschöpfbar, Schulkopfweh,
    nachts beginnend   Mag-c.
Schnell erschöpfbar, Widerspruch,
    reizbar   Bar-c.
Schnupfen, Nasenekzem mit Krusten bis
    zur Oberlippe   Petr.
Schrecken und Entsetzen s. „Nervenmittel"
Schrecken vor fremden Geräuschen,
    Furcht vor Dunkelheit   Kali-s., Puls.
Schreckhaft   Bor., Bar-c.
Schreckhaft, nervös und ängstlich bei
    Müdigkeit und Schläfrigkeit   Calc.
Schreibfehler, leicht (Wort- und
    Buchstabenverwechseln)   Fl-ac.
Schreien, Strampeln, Sich-umher-Werfen
    bei Störungen   Cham.
Schreit und lacht abwechselnd,
    unbeständig   Sanic.
Schreit, wenn die Mutter es ins Bettchen
    legt (Kleinkind); Abwärtsbewegung
    ist ihm unangenehm   Bor.
Schreit, wenn es denkt, anderen werde
    wehgetan   Caust.
Schulermüdung, dadurch Parästhesien
    der Arme, ohne Lokalbefund   Fl-ac.

Schulkopfweh, migräneartig, periodisch, alle 7–14 Tage, Kühle bessert	Ars.
Schulschwierigkeiten, Angst vor Spott, dadurch stumme Resignation (antwortet auf keine Frage)	Calc.
Schulüberforderung leicht, da hochempfindsam	Ign.
Schüttelt sich vor heißem Fett, mag es auf keinen Fall	Puls.
Schüttelt sich, wenn Kaltes getrunken wird; durstig bei hohem Fieber	Caps.
Schwäche, geistige	Aur.
Schwäche, körperliche; dadurch träge	Carb-v., Calc., Graph.
Schwankende Stimmung, schnell	Ign.
Schwarze Haare, dunkle Haut, ruhelos	Iod.
Schweiß an unbedeckten Körperstellen	Thuj.
Schweiß, entweder an den Gliedmaßen oder nur an Kopf und Nacken	Sil.
Schweiß, statt – eher störendes Nasenbluten	Graph.
Schweißneigung, dauernde –, vor allem am Kopf, sauer riechend, dadurch rasch erkältet	Calc.
Schweißneigung erheblich, dadurch Hautjucken	Sep.
Schwerfällig, ungeschickt, neigt zu Hastigkeit	Nat-m.
Schwerhörigkeit als Folge von Tubenkatarrh der Ohren	Iod.
Schwindel durch Aufwärtsblicken	Puls.
Schwindel mehr durch Abwärtsblicken	Arg-n.
Schwindlig und krank durch Fahren in Eisenbahn oder Auto	Calc.

Seekrankheitsneigung	Petr.
Sekrete milde, dick, rahmig, nicht reizend	Puls.
Sekrete wäßriger, zäher, gelber als	
bei Pulsatilla	Kali-s.
Selbstbewußtsein gering, ziemlich	
elend, fett, schwer, auffallend müde	Graph.
Selbstvertrauen, mangelndes	Kali-s.
Seufzen und Schluchzen im Schlaf	Aur.
Skrotum unterentwickelt	Aur.
Soor-Stomatitis	Bor.
Sorgen, von – geplagt	Graph.
Spätes Abendessen, zu – macht Pavor	
nocturnus	Cina
Spastische Bronchitis, kitzelnd, bis	
zur Atemnot	Brom.
Spastische Bronchitis mit Kehlkopf-	
attacken zu unpassender Zeit	Ign.
Speichelfluss, ausgeprägter	Bar-c.

Speisen:

Abneigung gegen Essen überhaupt	Bry.
Abneigung gegen Fett (überempfind-	
lich)	Carb-v.
Abneigung gegen Fisch, ausgeprägte	Graph.
Abneigung gegen Fleisch, ausgeprägte	Calc.
Abneigung gegen Gemüse und Salat	Mag-c.
Abneigung gegen Heißes	Calc.
Abneigung gegen Milch	Sil.
Abneigung gegen Schweinefleisch	Puls.
Abneigung gegen Süßes, ausgeprägte	Caust.
Außergewöhnliche Speisen bevorzugt,	
gern Bouillon und Roastbeaf	Sulph.
Butter und Mayonnaise wird gern	
genommen, aber kein Schweinefleisch,	
kein heißes Fett	Puls.

Durst bei fieberhaften Erkrankungen, auf große Mengen kalter Flüssigkeiten	Bry.
Durst bei fieberhaften Halserkrankungen und Mastoiditis, sehr heftig; schüttelt sich nach dem Trinken	Caps.
Durst groß, Verlangen nach kalten Getränken, bei Durchfall	Ant-c.
Durst, großer –, auf kalte Getränke	Ars.
Durst heftig, nach den Mahlzeiten, bei Magen- und Verdauungsstörungen	Caust.
Durst, viel –; trockener, heißer Mund	Sulph.
Eier sehr gern mögend (nicht immer vorhandenes Symptom)	Calc.
Eisgenuss macht Durchfall, bei warmem Wetter	Puls.
Eis sehr gern mögend	Calc.
Eis und Eiscreme lösen Magen-Darm-Beschwerden aus	Ars.
Fett, besonders heißes, verlangend	Sulph.
Fettabneigung, überempfindlich dagegen Carb-v.	
Fischabneigung, ausgeprägte	Graph.
Fleisch und Gewürztes mag das Kind gern, kein Ei	Phos.
Fleischverlangen ausgesprochen	Mag-c.
Früchte (Obst), gegen – überempfindlich; Kind bekommt Durchfall, Erbrechen und Koliken	Bor.
Früchte, saure – und saure Getränke machen Magen- und Verdauungsbeschwerden mit kalkweiß belegter Zunge	Ant-c.
Früchte, wasserhaltige besonders, machen akute Magenerscheinungen	Ars.

Getränke, heiße − verschlimmern
Durchfälle — Fl-ac., Arg-n., Lyc., Sec.

Getränke, kalte − verlangend, Durst
bei hohem Fieber, schüttelt sich
nach Trinken — Caps.

Gewürztes gern essend, Verlangen
danach — Sulph.

Gewürztes, Pikantes verlangend, Fleisch-
speisen (kein Ei mögend) — Phos.

Gewürztes, stark − und raffiniert
zubereitete Speisen verlangend — Fl-ac.

Heißes Fett verlangend — Sulph.

Heiße Getränke verschlimmern
Durchfälle s. „Getränke, heiße ...“

Heiße Speisen machen Hitzewallungen
und Röte des Gesichts — Mag-c.

Heißes, sehr − Essen und Süßes gern
mögend — Lyc.

Kaltes macht Gastritis, u. U. Diarrhoe — Ars.

Kaltes Wasser, Durst auf große Mengen,
Abneigung gegen Essen — Bry.

Milch, heiße − bessert Leibkrämpfe — Graph.

Milch macht saures Erbrechen, ist
unerträglich — Mag-c.

Milch nicht mögend — Carb-v.

Milch nicht mögend, Abneigung,
bei Genuss von M. üble Folgen — Sil., (Lac-c.)

Milchgenuss macht Verdauungsstörung — Sulph.

Milchgenuss u. U. später von Gelbsucht
gefolgt — Sulph.

Milchüberempfindlichkeit, Verdauungsstörung auch von
Milchdiät — Sep.

Milchunverträglichkeit, akute Gesund-heitsstörung davon	Lac-d., Lac-c., Aeth.
Milchunverträglichkeit, sehr akute	Aeth.
Obst (Früchte), saures –, Säure und saure Getränke machen Magen-beschwerden	Ant-c.
Obst-(Früchte-)überempfindlich	Bor.
Obst, wasserhaltiges – macht akute Gastritis	Ars.
Pikantes, Gewürztes, Fleischspeisen verlangend	Phos.
Roastbeaf verlangend	Sulph.
Säure und saure Früchte s. Obst	
Salat und Gemüse, Abneigung gegen	Mag-c.
Salzgier	Nat-m., Carb-v.
Schütteln, sich – bei durstigem Trinken und hohem Fieber	Caps.
Schweinefleisch-Widerwillen	Puls.
Süßes, Abneigung ausgeprägt	Caust.
Süßes, Abneigung oft	Graph.
Süßes liebend, bekommt es aber nicht	Carb-v.
Süßes verlangend	Sulph.
Tee-Empfindlichkeit in der Adoleszenz	Thuj.
Wasserhaltiges Obst – akute Gastritis	Ars.
Zwiebeln machen Magenkatarrh und Durchfall	Thuj.
Spiel, abgeneigt gegen – und negativistisch	Sep.
Spielsachen von sich werfend; weiß nicht, was es will	Cham.
Sport: Bewegung plump und schwerfällig, resigniert, hört gerne auf, steckt die Hände in die Tasche	Calc.

Sprachstörung (Artikulationsstörung)
leicht, nach Anstrengung,
grimassiert dann   Ign.
Sprechen: Abneigung, Zurückhaltung,
leichte Wortfindungsstörung
(„jagt den Worten nach")   Thuj.
Sprechenlernen langsam (Artikulations-
schwierigkeiten) (das späte oder
langsame Gehenlernen ist nicht so
charakteristisch)   Nat-m.
Sprechenlernen verzögert, bei schlechter
geistiger Entwicklung   Bar-c.
Sputum bei Bronchitis zäh, klebrig, kann
kaum aus dem Mund herausgebracht
werden (ähnlich wie bei Kali-bi.)   Mag-c.
Staubempfindlichkeit der Schleimhäute   Brom.
Stehen fällt schwer   Fl-ac., Sil.,
                                                     Sulph.

(Ohnmacht, Kopfweh, müde)   Sep.
Stehen, kann nicht lange (dünner Typ)   Sulph.
Steifigkeit der Gelenke; Schmerzen und
Gefühl, Gelenke seien zusammen-
geschnürt   Caust.
Stimme rau, bei großen Mandeln   Brom.
Stimmungslabilität, extreme   Ign.
Stinken aus Nase und Tonsillen (Sekrete)   Aur.
Stirnhöhleneiterungsdisposition   Brom.
Störung wird mit Schreien, Strampeln und
Sich-umher-Werfen beantwortet   Cham.
Streitsüchtig, dick, unzufrieden, nörgelnd   Sulph.
Stuhlgang angehalten, infolgedessen dann
Kopfweh   Fl-ac.
Stuhlgang durch Obstipation sehr hart   Bar-c.
Stuhlgang großkalibrig, mit viel
Blähungen   Carb-v.

Stuhlgang mit klebrigem Schleim umhüllt — Graph.
Stuhlgang pastös, farblos, Unverdautes
  enthaltend — Mag-c.
Submaxillardrüsen häufig vergrößert,
  eitrige Infekte im Bereich von Hals,
  Nase, Ohr — Petr.
Sulphur wechselseitig ersetzbar durch: — Acon.
(Aconit ist der „akute Sulphur")

T

Tabes-mesaraica-Attacken — Iod.
Tätigkeitsdrang, ruheloser — Ars.
Taubheitsgefühl in den Armen, nach
  Ermüdung in der Schule, ohne
  Lokalbefund — Fl-ac.
Temperamentsausbrüche (Hass), plötzlich
  und heftig — Fl-ac.
Temperaturwechsel: Frösteln und sofort
  Niesen — Nat-m.
Tonsillen geschwollen und stinkend — Graph.
Tonsillen mit stinkendem Eiter in den
  Krypten, dauernd infiziert — Aur.
Tonsillen und Halsdrüsen vergrößert — Calc.
Tonsillen und Submaxillardrüsen
  chronisch dick — Brom.
Tonsillen vergrößert und Halsentzündung
  am Beginn jeder Erkrankung — Bar-c.
Tonsillitis chronica, tiefroter Hals, starke
  Schwellungen, stinkender Atem,
  brennende Hitze — Sulph.
Träge — Calc.,
  Carb-v.,
  Graph.,
  Kali-s.,
  Puls., Sep.

Träge, alles missfällt, nörgelig, findet sich
   nicht ausreichend gewürdigt, dick   Sulph.
Träge, benommen   Brom.
Träge und verstopft, gerne herumsitzend   Graph.,
                                               Kali-s.
Tränen bei emotionaler Belastung,
   feinfühlig, leicht beeindruckbar,
   leicht aus der Fassung zu bringen   Ant-c.
Tränen der Wut über Geräusche
   (Kleinkind)   Ign.
Tränenbereit, leicht −, mehr aus Wut als
   aus Furcht; ausgesprochene Abnei-
   gung, behandelt zu werden   Nat-m.
Tränensackeiterung durch Risse am
   inneren Canthus entstanden   Petr.
Träume, dass die Eltern tot seien, von
   Schlangen, von schrecklichen Tieren,
   Kind ist eifersüchtig, misstrauisch,
   sitzt in einer Ecke und schreit, weil
   es glaubt, in der Welt allein gelassen
   zu sein   Lach.
Träume von Feuer und ähnlichem   Sulph.
Traurig, negativistisch   Sep.
Traurig, niedergeschlagen   Aur.
Traurig, niedergeschlagen, Musik rührt
   zu Tränen   Thuj.
Tritt mit den Füßen bei heftigen Wut-
   anfällen, reizbar   Bor.
Tubenkatarrh bei Schnupfen, mit Krusten-
   ekzem bis zur Oberlippe   Petr.
Tubenkatarrh, chronisch davon
   schwerhörig   Iod.
Tuberkulose, familienanamnestisch   Tub. oder
                                               Bac.

U

Übelnehmerisch; unfähig, Scherz zu ertragen	Cina
Überempfindlich gegen Sinneseindrücke (Geruch, Berührung, Geräusche, auch Anstrengung)	Ars.
Überempfindlichkeit, extreme	Cham.
Überempfindlichkeit gegen Geräusche, gerät in Wut (Kleinkind)	Ign.
Überspannt, nervös, reizbar, empfindsam	Ars.
Umgebung, menschliche – wird geschlagen; extrem reizbar	Cham.
Unangenehmes, Furcht vor –, alle Arten von Verdauungsstörungen	Ign.
Unaufmerksam, extrem vergesslich	Caps.
Unaufmerksam-nachlässig	Petr.
Unausgeschlafenheit und Müdigkeit am frühen Morgen, trotz ausreichenden Nachtschlafs (Pubertät)	Mag-c.
Unbeholfen, linkisch, durch Inkoordiniertheit der Bewegungen	Bar-c.
Unbeholfen, linkisch, durch zu große Hast	Nat-m.
Unerwartet, aus voller Gesundheit Magen- und Darmkrankheiten; sehr schwach; rasch danach erholt	Ars.
Unfähig zu arbeiten, wenn es durch Geräusche gestört wird	Ign.
Unfähig, Scherz zu ertragen	Cina
Ungeschick, leicht Muskelzerrung	Caps.
Ungesundes Aussehen	Ant-c., Psor.
Ungezogen, konvulsivische Wut, „blaues Gesicht"	Cham.
Unmotivierte Beschwerden, zeitlich –; Husten, spastische Kehlkopfattacken, „zur Unzeit"	Ign.

Unruhe durch Juckreiz, dauerndes
    Scheuern und Kratzen   Psor.
Unruhe; hat immer was zu tun   Ars.
Unruhe im Verhalten, dauernde –; Typ mit
    dunkler Haut und schwarzen Haaren   Iod.
Unstet, reizbar   Cham.
Unterernährt, verhungert wirkend   Abrot.
Untergewichtig, schlank, hellhaarig,
    hellhäutig, zarte Knochen   Fl-ac.
Untergewichtiger und kleiner als andere
    Kinder im Altersdurchschnitt   Nat-m.
Unverträglichkeit von Hitze und Sonne   Iod.
Unverträglichkeit von Schwüle, Hitze und
    Sonne; bei Sonne Kopfweh   Nat-m.
Unverträglichkeit von Speisen s. „Speisen"
Unverträglichkeit von Wärme, Schwüle,
    Hitze; wird schlapp   Puls.
Unzufrieden, nörgelnd, streitsüchtig, dick Sulph.
Unzufrieden-ruhelos, geht von einem
    zum andern, extrem reizbar   Cham.
Urin, Anhalten von – macht Kopfweh   Fl-ac.
Urtikaria, Neigung zu – und zu
    Lippenherpes   Bor.

V

Verdauung träge, rechte Fossa iliaca
    auffällig stark gefüllt   Thuj.
Verdauungsstörungen, zu akuten – neigend Bor.
Verdauungsstörungen aller Art durch
    Examensfurcht und Furcht vor
    Unangenehmem   Ign.
Verdauungsstörungen, dabei heftiger
    Durst nach den Mahlzeiten   Caust.
Verdauungsstörungen, sehr oft von
    Milchdiät   Sep.

Verdauungsstörungen von Säuregenuss (saure Früchte oder Getränke), kalkweiß belegte Zunge	Ant-c.
Verdrießlich, schmollt gerne	Sep.
Verfolgungsvorstellung im Dunkeln (glaubt jemand hinter sich)	Brom.
Vergesslich, ausgeprägt – (vergisst Aufträge)	Caps.
Vergesslich, extrem – und Konzentrationsunfähigkeit	Bar-c.
Vergesslich, schlechtes Gedächtnis	Aur.
Vergesslich, nachlässig	Petr.
Verhungert, reizbar, ängstlich, ärgerlich, dünne Beine	Abrot.
Verletzbar, leicht –; feinfühlend	Thuj.
Verschlimmerung durch Bewegung	Petr.
Verschlimmerung durch Waschen	Bar-c., Psor.
Verschlimmerung kurz vor Mitternacht bzw. 21 Uhr	Cham.
Verschlimmerung im Herbst und Winter	Petr.
Verschlimmerungszeit morgens	Thuj.
Verstopft, ständig	Graph.
Verstopfung, bei – sich wohler fühlend	Calc.
Verstopfung, chronische, harter Stuhl	Bar-c.
Verstopfung erzeugt Kopfweh	Fl-ac.
Verstopfung, großer Bauch, dicke Leber, großer Appetit	Sulph.
Verstopfung (regelmäßiger als bei Pulsatilla)	Kali-s.
Verstopfungsneigung, große Kotballen, Blähungen	Carb-v.
Verstopfungsneigung, rechte Fossa iliaca auffällig stark gefüllt, chronische Blinddarmreizung	Thuj.
Verstopfungsneigung; wenn verstopft, leicht Enuresis	Sep.

Verwechslung von Worten und Buchstaben beim Schreiben	Fl-ac.
Verwurmungsneigung	Cina, Spig., Stann.
Verzögerte Allgemeinentwicklung	Zinc.
Vitalitätsverlust, verzögerte Nabelheilung	Abrot.
Vorstellung, dass andere Kinder Schmerzen haben, ist unerträglich; schreit	Caust.

W

Wächst zu schnell; dünn	Ph-ac.
Wachstumsschmerzen	Calc-p.
Wachstumsschmerzen in der Tibia	Magnesiumsalze
Wadenkrämpfe nachts im Bett; führendes Symptom für	Zinc.
Wärmeüberempfindlichkeit	Iod.
Wärmeverteilungsstörung (Hände kalt, Kopf heiß etc.)	Sulph.
Wallungen und Röte nach heißen Speisen	Mag-c.
Wangen auffallend hellrot, Neigung zu rheumatischen Erkrankungen mit trockener Perikarditis	Iod.
Wangen auffallend rot	Caps.
Wangen: eine rot, eine blass	Cham.
Wangen umschrieben rot, aber fahles, bleiches Gebiet um Nase und Mund herum	Cina
Warmblütige Typen	Fl-ac., Bromide, Jodide, Cham., Kali-s., Puls., Sulph.

Warme Räume werden schlecht vertragen	Cham.
Warmem Raum, in – sich unwohl fühlend	Brom.
Warmem Wetter, bei – schlapp	Kali-s., Petr., Puls.
Warzen, wenige flache – oder Warzengruppen, kaum schmerzhaft, an den Fingern	Ant-c.
Warzen weich, bluten leicht	Thuj.
Warzen, zahllose	Caust.
Waschen verschlimmert Symptome	Bar-c., Psor.
„Wegbleiben" mit „blauem Gesicht", Kleinkind, ungezogen (ebenso: Wegwerfen der Spielsachen; weiß nicht, was es will)	Cham.
Weinen, große Neigung zu	Puls.
Wetter heißes: Blutstauungen, wenn das Kind gezwungen wird, still zu stehen	Kali-s.
Wetter, heißes – macht Schlappheit	Puls., Kali-s.
Wetter(wechsel)fühligkeit	Mag-c.
Wetterwechsel, bei – Erkältungserscheinungen ohne jegliche Infektionsmöglichkeit	Sep.
Widerborstig, leicht in Wut, querköpfig	Petr.
Widerspenstig, reizbar, da außerordentlich leicht ermüdet	Bar-c.
Widerspruchsgeist	Aur.
Widerstandsfähigkeit fehlt, nervös, sensitiv	Mag-c.
Winterverschlimmerung der Erscheinungen	Petr.
Wort, überempfindlich gegen gesprochenes – (auch Geräuschempfindlichkeit dabei)	Zinc.
Worte und Buchstaben werden beim Schreiben verwechselt	Fl-ac.

Wortfindung schwer, sucht die Worte („den Wortbildungen nachjagend"); auch interessierte, aktive, lebhafte Kinder!	Thuj.
Wundsein der Aftergegend, starkes – nach Durchfall	Mag-c.
(Wurmbefall-Hinweis soll sein: Nasezupfen, Nasebohren	Cina)
Wurmbefallneigung	Cina, Spig., Stann.
Wut, abwehrende –, Tränen, dann in der Ecke spielend mit etwas, was es gerade erwischt	Bar-c.
Wut, abwehrende –, Tränen, dann still aus einer Ecke beobachtend	Nat-m.
Wut, leicht in –, querköpfig, widerborstig	Petr.
Wut, plötzliche – bei sonstiger „Leblosigkeit"	Aur.
Wut über Geräusche, überempfindlich gegen Geräusche	Mag-c.
Wut, wahnsinnige –, extrem, plötzlich	Cham.

Z

Zähne (Zahnschmelz) schlecht, früher Zahnverfall (bei schlanken blonden, zarten Kindern)	Thuj.
Zahnungsschwierigkeiten, Zahnfleisch lokal angeschwollen und gerötet, bei extremer Stimmungslabilität	Cham.
Zahnverfall, früher –, häufig Fisteln und Abszesse im Zahnfleisch	Fl-ac.
Zeit, schlimmste – um 21 Uhr, Kind beruhigt sich aber (oft von selbst) um Mitternacht	Cham.
Zeitlich unmotiviert und unpassend auftretende Husten- und Kehlkopfattacken	Ign.

Zervikalregion, untere –, Schmerzen, wenn ermüdet	Zinc.
Zirkulation träge	Carb-v.
Zirkulation unbeständig	Phos.
Zirkulation unstet (Hitzewallungen, Schweißausbrüche und Frösteln wechseln)	Sulph.
Zirkulationsstörungen bei Belastung	Graph.
Zittrig, leicht – durch Ermüdung	Ign.
Zögernde Beantwortung von Fragen (träge, älteres Kind)	Graph.
Zögernde Beantwortung von Fragen (Worte werden schwer gefunden)	Thuj.
Zökum chronisch gereizt, rechte Fossa iliaca auffällig gefüllt, Obstipation	Thuj.
Zuckende Bewegungen (analog Chorea)	Ant-c.
Zugluft, generell empfindlich gegen –, frostig	Cina
Zugluft macht allergische oder chronische Katarrhe; trotzdem Besserung an frischer Luft	Brom.
Zugluft macht Stenokardie	Brom.
Zuneigungsempfänglich, aber feinfühlig	Thuj.
(Zuwendungsempfindlich	Puls.)
Zunge gelblich belegt, oft nur in der Mitte	Kali-s.
Zupfen an der Nase, dauernd, oder Nasebohren	Cina
Zurückhaltend beim Sprechen, den Worten innerlich nachjagend (auch aktive, interessierte Kinder!)	Thuj.
Zurückhaltend, unnötig – schamhafte Selbstbescheidung	Ign.

Zurückziehen in sich selbst, resigniert gern,
    steckt die Hände in die Taschen und
    sieht lieber dem Spiel zu   Calc.
Zwanghaftes, dauerndes Gähnen   Cina
Zwergenhaft klein wirkend, scheu,
    ängstlich, Pavor nocturnus, bekommt
    Angst, wenn es vor der Haustür ist   Bar-c.
Zwiebeln machen Magenkatarrh und
    Durchfall   Thuj.
Zystitis bei warmem Wetter, mit Frost-
    gefühl   Puls.
Zystitis mit Brennschmerz   Caps.
Zystitis mit Enuresis, akut, sehr heftig   Petr.
Zystitis nach Erkältung   Dulc.

Arzneimittelindex

Die Seitenzahlen in Fettdruck verweisen auf das jeweilige Hauptkapitel des Arzneimittels und die normal gesetzten Seitenangaben auf den Materia-medica-Teil. Die kursiven Seitenzahlen verweisen auf die Arzneimittel im Repertorium.

Das Praxisbuch der homöopathischen Kinderheilkunde

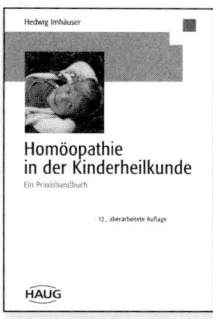

H. Imhäuser

Homöopathie in der Kinderheilkunde
Ein Praxishandbuch

12., überarbeitete Auflage
2000, 308 S., geb.
€ 44,95
ISBN 3-8304-7005-3

Profitieren Sie von diesem Standardwerk von Hedwig Imhäuser. Unter den jeweiligen klinischen Krankheitsbildern sind die homöopathischen Arzneien, die sich in der Praxis bewährt haben, mit ihren Leitsymptomen zusammengestellt und in vielen Fällen durch Fallbeschreibungen ergänzt. Der Titel überzeugt durch seine übersichtlichere Struktur und Gestaltung. Besonders praktisch: eine Kurz-Materia-Medica für den Gebrauch in der kinderärztlichen Praxis.

»Eine Bereicherung für jeden homöopathischen Behandler.«
[Homöopathie aktuell 3/01]

Preisänderungen und Irrtum vorbehalten.

Karl F. Haug Verlag
in MVS Medizinverlage
Stuttgart GmbH & Co. KG
Leserservice
Steiermärker Str. 3–5
70469 Stuttgart
Telefon 07 11 / 89 31-240

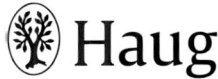

Kinder heilen – kinderleicht

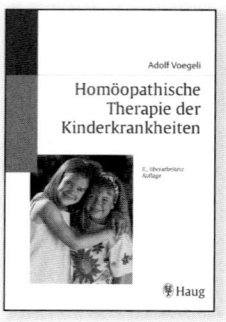

A. Voegeli

Homöopathische Therapie der Kinderkrankheiten

8. überarb. Aufl. 2001
362 S., geb.
€ 49,95
ISBN 3-8304-7057-6

Dieses bereits in 8. Auflage erscheinende praktische Handbuch für die homöopathische Behandlung von Kinderkrankheiten ist nach den häufigsten Erkrankungszuständen wie z. B. Grippeerkrankungen, akute Zustände in der Bauchhöhle, Nahrungsmittelunverträglichkeiten usw. sortiert. Für jede Krankheit werden die einschlägigen Mittel angegeben. Knapp und präzise wird das Spezifische der jeweils in Frage kommenden einzelnen Arzneien den jeweiligen Krankheitsbildern zugeordnet.

So werden für die einzelnen Mittel die klinischen Symptome ebenso wie die Leit- und Gemütssymptomatik sowie die Modalitäten aufgelistet. Dem behandelnden Therapeuten, dessen Zeit in der Praxis im Regelfall sehr begrenzt ist, wird die Orientierung so erheblich erleichtert.

Preisänderungen und Irrtum vorbehalten.

Karl F. Haug Verlag
in MVS Medizinverlage
Stuttgart GmbH & Co. KG
Leserservice
Steiermärker Str. 3–5
70469 Stuttgart
Telefon 07 11 / 89 31-240

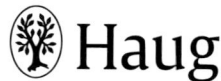